prolongez votre vie

modus vivendi

Paru sous le titre original de : Extend your life

LES PUBLICATIONS MODUS VIVENDI INC.
5150, boul. Saint-Laurent, 1er étage
Montréal (Québec)
Canada
H2T 1R8

Design de la couverture : Marc Alain
Infographie : Modus Vivendi
Traduction : Dominique Chauveau

Dépôt légal : 1er trimestre 2004
Bibliothèque nationale du Québec
Bibliothèque nationale du Canada
Bibliothèque nationale de Paris

ISBN : 2-89523-248-2

Nous reconnaissons l'aide financière du gouvernement du Canada par l'entremise du Programme d'aide au développement de l'industrie de l'édition (PADIÉ) pour nos activités d'édition.
Gouvernement du Québec – Programme de crédit d'impôt pour l'édition de livres – Gestion SODEC

prolongez votre vie

modus vivendi

Table des matières

Introduction

L'arrivée de l'an 2000 fut l'objet de grandes célébrations dans le monde entier, mais l'euphorie a vite été remplacée par la prise de conscience croissante que, dans l'avenir, la planète et ses habitants auraient aussi autant d'immenses défis à relever que de grandes perspectives à envisager. Malgré des efforts soutenus, le fossé entre les pays riches et les pays pauvres demeure très grand. Un mélange d'avidité, d'agressivité et de médiocrité ainsi que l'arrivée de désastres naturels condamnent bien des gens à une existence difficile, souvent courte.

C'est maintenant une certitude que l'effet de réchauffement de la planète et les changements climatiques modifieront l'aspect planétaire et auront des conséquences profondes et imprévisibles sur les êtres humains, la faune et la flore. Les changements toucheront les régions qui peuvent être habitées, les semences et les récoltes et les maladies auxquelles les gens seront exposés. Il semble probable que les pays riches, bien qu'ils ne pourront pas échapper aux changements climatiques, seront mieux à même d'y faire face. Cependant, sans changements très radicaux, la lutte quotidienne pour la survie semble vouloir demeurer la principale priorité des citoyens les plus désavantagés et les effets du réchauffement de la planète se feront plus âprement sentir dans les pays où ils demeurent.

Dans les pays occidentaux, la vie a dramatiquement changé pendant la dernière moitié du siècle depuis la fin de la Deuxième Guerre mondiale, et la plupart des changements ont entraîné d'importantes améliorations dans la qualité de vie des êtres humains. La majorité des Occidentaux ont depuis longtemps franchi l'étape de la lutte pour des besoins de base tels que la nourriture, l'eau, le logement et l'habillement. Ils profitent d'un niveau de vie élevé, ont accès à une énorme variété d'aliments provenant de partout dans le monde et bénéficient de soins médicaux et de santé avancés. Une richesse et des temps de loisir accrus signifient que la plupart des Occidentaux ont accès aux ordinateurs, à l'Internet et à d'autres technologies avancées et qu'ils sont facilement capables d'être bien informés sur les sujets qui les touchent et qui les intéressent.

Les progrès en médecine et en science signifient déjà que des traitements couronnés de succès sont maintenant utilisés contre certaines maladies qui, autrefois, étaient des plus mortelles. Certaines des affections et des maladies qui sont traitées sont associées au vieillissement. Dans plusieurs cas, ces traitements peuvent rétablir une qualité de vie et de santé qui n'était tout simplement pas disponible aux gens des générations précédentes. D'autres développements en science médicale, surtout dans le domaine de la génétique, ont soulevé la possibilité d'éliminer entièrement certains troubles sérieux tandis que d'autres visent à arrêter directement le processus du vieillissement en soi et à ralentir sa progression. Quelques scientifiques sont même allés jusqu'à prédire que des recherches futures permettraient éventuellement de rayer entièrement la vieillesse du génome humain! Bien entendu, les gens ont toujours été intéressés à mener une longue vie saine et active mais autrefois les moyens pour y arriver étaient souvent hors de leur contrôle et entièrement gouvernés par les circonstances. Actuellement, de nouveaux développements médicaux et d'importantes percées scientifiques, qui sont habituellement largement exposés et discutés dans les médias, ont rehaussé le niveau d'intérêt des gens au sujet de la longévité et d'une vieillesse en santé et active. Les Occidentaux en sont venus à espérer que, lorsque ces technologies seront disponibles, ils y auront accès et en profiteront directement.

Un autre facteur important de ces dernières années a été l'immense intérêt des gens envers ce qu'on appelle les thérapies et les philosophies de remplacement. La plupart d'entre elles revendiquent la promotion d'une bonne santé et de la longévité en donnant des conseils sur les aspects essentiels de la vie tels que l'alimentation, l'exercice, la gestion du mode de vie et les façons de prévenir la maladie. La prévention et le traitement des maladies sont tous deux basés sur les remèdes naturels, habituellement dérivés de plantes et d'herbes. Cependant, les philosophies de remplacement sont encore plus étendues, car elles s'intéressent aux aspects émotionnels et spirituels de la vie en plus de s'occuper du corps humain et des facteurs physiques. La médecine traditionnelle a tendance à s'intéresser presque exclusivement au traitement de la maladie et cela demeure manifestement sa plus importante fonction. Cependant, ces dernières années, le corps médical en bloc s'est beaucoup plus impliqué dans la prévention de la maladie et les facteurs essentiels cités ci-dessus, c'est-à-dire l'alimentation, le besoin d'exercice et la gestion des modes de vie modernes. Ces facteurs, surtout l'alimentation et la nutrition, sont devenus des industries en soi et des domaines dans lesquels le désir de faire parfois de grands profits entre en conflit avec des motifs altruistes !

Le but de cet ouvrage est de tenter de réunir tous ces éléments. Nous espérons que les moyens avec lesquels une personne peut influencer sa longévité et sa santé seront découverts, en examinant les aspects essentiels de la vie tant physiques, qu'émotionnels et spirituels, et en tenant compte des conseils offerts par la médecine traditionnelle, la science et les thérapies de remplacement. De nouveaux développements et leurs implications pour l'être humain sont examinés et étudiés. Certains des traitements les plus controversés pour le vieillissement, tels que les programmes hormonaux contre le vieillissement, sont abordés et les dangers potentiels qu'ils représentent aussi bien que les possibilités qu'ils offrent sont examinés.

LES TEMPS MODERNES

Une comparaison de la vie au début des XXe et XXIe siècles montre à quel point l'espérance de vie et la santé se sont grandement améliorées au cours des cent dernières années. Comment la vie au début du XXIe siècle peut-elle se comparer avec celle d'il y a cent ans?

LA VIE AU DÉBUT DU XXe SIÈCLE

Dans la première moitié du XXe siècle, les antibiotiques n'existaient pas et la vaccination en était encore à ses premiers balbutiements. Il était encore fréquent de trouver des maisons pauvres dans les principales villes et nombreux étaient ceux qui demeuraient dans des endroits surpeuplés et dans des conditions insalubres. Dans de telles circonstances, les maladies infectieuses se propageaient facilement, décimant aussi bien les adultes que les enfants. Citons comme exemple la grippe espagnole qui a fait des millions de victimes à travers le monde en 1918 et 1919. Des complications à la suite d'une grippe, telles qu'une pneumonie, sont toujours une cause de décès parmi les personnes âgées qui sont malades et vulnérables, mais une vaccination protectrice et un bon état de santé permettent à la plupart des gens de survivre.

La mortalité liée à la maternité et la mortalité infantile étaient plus élevées au début du XXe siècle. Peu de naissances avaient lieu dans les hôpitaux et les techniques médicales et chirurgicales avancées n'étaient, dans aucun cas, disponibles. Mettre au monde un enfant était un événement beaucoup plus hasardeux pour les femmes de cette époque qu'il ne l'est aujourd'hui, alors que la mortalité liée à la maternité est très rare. Malheureusement, même les soins avancés en obstétrique et en périnatalité offerts dans les maternités modernes ne peuvent pas prévenir le décès de quelques nourrissons à la naissance ou peu après. Il est cependant certain que de nos jours, beaucoup plus de ces enfants sont sauvés, y compris ceux qui sont nés bien avant terme ou avec des pathologies sérieuses qui menacent leur vie. Donc, bien qu'un accouchement demeure l'un des événements les plus risqués dans la vie d'une femme, il est beaucoup moins dangereux au XXIe siècle qu'il ne l'a jamais été auparavant !

Les bébés et les jeunes enfants sont sensibles aux infections parce que leur système immunitaire est peu développé, fragile. Au tout début des années 1900, plusieurs enfants demeuraient marqués ou mouraient de maladies infectieuses courantes telles que la scarlatine, la poliomyélite, la diphtérie, la rougeole et la variole. Aujourd'hui, une association de vaccins et d'antibiotiques protège efficacement les enfants contre ces maladies qui étaient autrefois redoutables et il semble que la variole soit entièrement éradiquée.

LES ANNÉES 1940 ET 1950

Le développement des antibiotiques dans les années 1940 et 1950 fut un point tournant dans la médecine moderne, permettant pour la toute première fois de soigner efficacement des infections mortelles. Bien que la résistance aux antibiotiques des microorganismes responsables de la maladie soit devenue un problème inquiétant, surtout dans les hôpitaux, les antibiotiques continuent de sauver bien des vies.

Au début du XXe siècle, les procédés industriels et domestiques dépendaient fortement du charbon comme principale source d'énergie. La qualité de l'air dans les grandes villes, dont Londres, était souvent mauvaise et certaines étaient régulièrement touchées par un smog suffocant. Des maladies respiratoires et d'autres maladies professionnelles étaient fréquentes et découlaient de conditions de travail insalubres et de la pollution de l'air. Ces maladies étaient une cause majeure d'invalidité et de mort prématurée et, bien que les dangers furent reconnus, il a fallu plusieurs années pour améliorer la situation en implantant des mesures de purification d'air pour protéger les employés dans leur milieu de travail. Au XXIe siècle, en Grande-Bretagne, l'air pollué des vieilles industries lourdes est chose du passé mais il a été remplacé par de nouveaux dangers invisibles.

LES DANGERS DU XXIe SIÈCLE

Les émissions de gaz d'échappement des véhicules ont introduit d'autres formes de pollution et la qualité de l'air demeure bien souvent mauvaise. On pense que cette nouvelle pollution de l'air demeure une cause de mort prématurée et de maladies invalidantes telles que la bronchite et l'asthme. On reproche aussi à la combustion de combustibles fossiles et surtout aux émissions de gaz d'échappement des véhicules d'être responsables de l'agrandissement des trous qui sont apparus dans la couche d'ozone de l'atmosphère qui protège la Terre des rayons ultraviolets (UV) nocifs. La quantité accrue de rayons ultraviolets qui atteignent la surface de la planète est responsable d'une augmentation alarmante de cancer de la peau chez l'être humain, surtout parmi les gens qui ont le teint clair.

LA NUTRITION

Non seulement l'espérance de vie était moins grande au début du XXe siècle, mais les gens étaient aussi plus petits et plus minces qu'aujourd'hui. La nutrition est le facteur le plus significatif touchant la taille et le poids, et la majorité des gens, au début des années 1900, avaient une alimentation plus pauvre et plus simple qui, dans certains cas, manquait d'éléments nutritifs essentiels tels que les vitamines et les minéraux. Le niveau moyen en nutrition s'est bien amélioré ces cinquante dernières années, même s'il y a encore beaucoup de privation et de pauvreté. La santé, le développement et la croissance des enfants sont surveillés dès la naissance et le suivi se poursuit pendant les années scolaires afin de venir immédiatement en aide aux enfants à risque en leur fournissant par exemple des repas gratuits à l'école et des suppléments en vitamines et en minéraux.

LES CONSÉQUENCES D'UNE PLUS GRANDE ABONDANCE

L'association d'une alimentation riche en calories et du manque d'exercice physique a mené à une hausse énorme du taux d'obésité chez les Occidentaux, dont les conséquences posent des risques majeurs de santé à ceux qui en sont affligés, risques presque inconnus dans le passé. De plus en plus, les abus et l'abondance sont devenus des menaces à une vie longue et en santé. On peut cependant voir qu'en général les améliorations en matière d'environnement et de conditions de vie et de travail, associées à une bonne nutrition et à l'accès à des soins médicaux avancés ont eu pour conséquence une augmentation mesurable de la longévité ces cent dernières années.

En fait, ces améliorations ont probablement eu le plus grand impact sur la longévité générale des gens. Dans certaines régions défavorisées où la pauvreté, une pauvre alimentation et le mauvais logement prévalent encore, l'espérance de vie est plus faible et les gens de tous âges sont plus susceptibles de succomber à la maladie et aux affections. De telles régions existent dans la plupart des pays occidentaux, rappelant des conditions de vie autrefois plus répandues, et montrent l'importance sur la santé et la longévité de simples facteurs qui peuvent être modifiés.

En résumé, les gens du XXIe siècle peuvent espérer vivre plus longtemps et profiter d'une meilleure qualité de vie que leurs ancêtres d'il y a cent ans. Une espérance de vie plus longue a été atteinte par les améliorations survenues dans l'environnement, la nutrition, la santé et les soins médicaux. Cependant, la pollution environnementale, bien qu'elle soit différente de celle qui prévalait il y a un siècle, menace toujours la santé et l'espérance de vie, surtout dans les cas de cancer. On sait que plusieurs types de cancer ont des bases environnementales même si, dans chaque cas, la cause demeure souvent obscure. De nos jours, une personne sur trois contractera une forme de cancer à un certain moment de sa vie, mais de plus en plus de gens réussissent à vivre plus longtemps avec la maladie ou lui survivent complètement grâce aux traitements chirurgicaux et médicaux grandement améliorés. De plus, de nouveaux progrès pour soigner cette maladie ne cessent d'être faits. Une autre recherche tout aussi excitante est la recherche sur les changements ou les mutations des cellules qui empêchent le cancer de se développer. Les scientifiques croient qu'ils sont sur le point de comprendre ces changements clés pour plusieurs formes de cancer, espérant qu'au XXIe siècle, il sera possible de les enrayer ou de leur faire faire marche arrière et, de ce fait, de mettre au point un traitement.

Plusieurs maladies, y compris de nombreux types de cancer, sont reliées au processus du vieillissement, c'est-à-dire qu'elles sont plus susceptibles de s'attaquer aux gens qui vieillissent. Toutefois, il ne faut pas oublier qu'il existe aujourd'hui de nombreuses façons de réduire les risques d'être atteint. Les connaissances sur ce point au XXIe siècle laissent supposer aussi qu'il existe des moyens par lesquels un individu peut défier le processus du vieillissement en soi. Avant d'étudier ces stratégies, il est utile de jeter un œil sur les causes possibles du vieillissement. Il faut dire que le sujet comporte de nombreuses théories scientifiques mais les plus répandues sont décrites ci-après.

Pourquoi vieillissons-nous ?

Certains aspects du processus de vieillissement suscitent une entente générale. Les constituants de base du corps humain sont les cellules, dont les différents types forment les divers tissus et organes et accomplissent les fonctions vitales essentielles. Ces processus complexes (appelés métabolismes) prennent place continuellement à l'intérieur des cellules du corps humain. Ils développent et décomposent les produits, et ils créent et utilisent l'énergie. Bien qu'il soit essentiel à la vie, le métabolisme fabrique des produits secondaires nuisibles connus sous le nom de radicaux libres, qui sont hautement réactifs et dommageables pour les cellules. De plus, la pollution de l'environnement extérieur, aussi bien celle produite par les êtres humains (ex. les produits chimiques, la fumée de tabac, etc.) que la pollution naturelle (ex. les radiations), stimule davantage la production de radicaux libres dans l'organisme. Des dangers additionnels peuvent découler d'une division anormale des cellules ou de dommages accidentels, d'une infection ou d'une maladie.

Le corps humain utilise une série de mécanismes pour assurer la bonne exécution de toutes ses nombreuses fonctions, pour se protéger des maux et pour réparer tout dommage éventuel. Ces mécanismes, qui font partie du métabolisme et qui impliquent les enzymes, les hormones, les facteurs génétiques et le système immunitaire, demandent de l'énergie pour fonctionner. Les molécules d'énergie utilisées par les cellules humaines sont dérivées des aliments et ont besoin d'oxygène pour leur production. L'énergie et l'oxygène sont les matériaux de la vie humaine et ce sont eux qui soutiennent tout le reste. Cependant, à cause de sa participation dans la production de radicaux libres, l'oxygène est comme une épée à double tranchant, comme nous le verrons dans le texte ci-dessous.

En général, les mécanismes et les processus du corps humain, y compris ceux qui sont impliqués dans la protection et la réparation, fonctionnent avec une efficacité maximale pendant l'adolescence et au début de l'âge adulte. Des modifications et des déséquilibres dans le système immunitaire, les taux hormonal et enzymatique, la production et l'utilisation de l'énergie ainsi que dans le fonctionnement du matériel génétique surviennent ensuite. Ce sont ces modifications qui sont considérées par les scientifiques comme étant soit directement soit indirectement responsables du vieillissement et de ses effets. Elles sont indirectement responsables lorsqu'elles provoquent un ralentissement de l'efficacité des mécanismes de protection, de défense et de réparation de l'organisme, par exemple en permettant aux radicaux libres d'avoir un effet plus grave ou en permettant à une maladie de se déclarer. Ils sont directement responsables s'ils produisent des effets reliés à l'âge. Les déséquilibres hormonaux en sont probablement le meilleur exemple : la baisse du taux d'œstrogènes chez les femmes ménopausées et post-ménopausées est responsable de l'accélération de l'ostéoporose. Examinons d'un peu plus près quelques-uns des facteurs mentionnés ci-dessus.

LES RADICAUX LIBRES ET LES ANTIOXYDANTS

Les radicaux libres sont des composés instables très réactifs qui surviennent naturellement. Leur structure renferme un proton ou un électron supplémentaire qui leur permet de se fixer librement aux molécules utiles, de les détruire, et d'endommager les cellules. La majorité des radicaux libres sont fabriqués dans l'organisme comme résultat du métabolisme commandé par l'oxygène. On trouve parmi les plus puissants les molécules d'oxygène toxiques qui sont capables d'oxyder des agents utiles dans l'organisme, y compris les enzymes et d'autres protéines et l'ADN, le matériel génétique de la vie en soi. En fait, chaque cellule humaine serait quotidiennement agressée par plusieurs milliers d'attaques de radicaux libres. Les substances externes ou environnementales qui provoquent la production de radicaux libres comprennent la fumée de cigarette, les produits chimiques (peintures, solvants, produits à base de pétrole, certains produits d'entretien), les gaz d'échappement, l'alcool, les radiations, les produits chimiques et les fertilisants agricoles et aussi la lumière solaire.

L'organisme humain possède heureusement des mécanismes de défense qui peuvent être utilisés pour contrer ces attaques, sous forme de substances appelées antioxydants. L'organisme produit plusieurs enzymes antioxydantes telles que le glutathion peroxydase et le superoxyde dismutase. D'autres substances, incluant les vitamines et les minéraux, agissent aussi dans le même sens. Les sources environnementales de radicaux libres devraient être évitées autant que possible en faisant des choix éclairés, particulièrement ceux qui tombent directement sous notre contrôle, ex. : fumer et consommer de l'alcool.

Bien qu'il soit impossible de prévenir la production de radicaux libres dans l'organisme, on peut s'assurer que l'alimentation contienne beaucoup de substances antioxydantes naturelles, particulièrement abondantes dans certains aliments à base végétale. Les vitamines et les minéraux qui ont une activité antioxydante importante comprennent les vitamines C et E, le sélénium et le souffre. Deux autres groupes de substances végétales se sont aussi avérés très importants : les carotènes et les flavonoïdes. Divers antioxydants sont également offerts sous forme de suppléments.

En plus de pouvoir cibler directement les radicaux libres, les mécanismes de défense et de réparation de l'organisme sont utilisés pour réparer tout dommage qui survient. L'une des principales théories du processus du vieillissement laisse supposer que, en temps voulu, le taux de dommages causés par les radicaux libres dépasse progressivement l'habileté de l'organisme à les contrecarrer et à les réparer, entraînant ainsi une accumulation générale des effets secondaires.

La nanotechnologie, une branche de recherche et de développement scientifiques, offre l'espoir qu'au cours des vingt-cinq prochaines années, il deviendra possible d'utiliser de minuscules microprocesseurs pour réparer directement les dommages causés par les radicaux libres. Il s'agit de minuscules robots de la taille d'une cellule qui transporteront du matériel humain vivant et qui seront injectés dans la circulation sanguine de la personne, après avoir été programmés pour intervenir dans une région particulière et effectuer les réparations. Théoriquement, les minuscules robots seront capables de « remonter dans le temps » et de réparer les dommages reliés à l'âge auxquels l'organisme de la personne ne peut plus faire face efficacement. Des chercheurs dans ce domaine, qui travaillent principalement en Amérique du Nord et au Japon, croient à coup sûr que cela deviendra réalité. Cependant, cette technique sera probablement coûteuse et il reste à voir si elle deviendra facilement disponible pour traiter le processus naturel du vieillissement ou si elle sera plutôt dirigée vers le traitement de maladies graves comme le cancer.

LE SYSTÈME IMMUNITAIRE

Le système immunitaire existe principalement pour protéger l'organisme contre une invasion et une infection provenant de particules étrangères telles que des bactéries et des virus. De plus, il se débarrasse et contrôle les cellules hôtes vieillies et défectueuses. Il se compose d'un nombre de différents types de cellules (les leucocytes ou globules blancs), de produits chimiques et d'autres molécules (des protéines spéciales appelées anticorps).

La chimie du système immunitaire

Le système immunitaire a deux fils conducteurs : l'immunité naturelle ou innée, qui est présente à la naissance et qui résiste habituellement à presque toute substance étrangère, et l'immunité acquise ou adaptative, qui survient lors d'un affrontement avec une substance étrangère spécifique. Il existe trois différents types de leucocytes et ils sont tous impliqués dans le fonctionnement du système immunitaire. Les granulocytes comprennent 70 % du nombre total des leucocytes et participent à la lutte contre les infections bactériennes et virales et probablement aussi contre les allergies. Les monocytes forment le plus petit composant avec 5 % du total des leucocytes. Ils ingèrent et engloutissent les bactéries, les corps étrangers et les cellules mortes de l'organisme par un processus connu sous le nom de phagocytose. Le troisième groupe, et probablement le plus important, se compose des lymphocytes représentant 25 % du total.

Il existe deux types de cellules et ils sont tous deux essentiels au fonctionnement du système immunitaire ; les cellules B ou lymphocytes B et les cellules T ou lymphocytes T. Les cellules B produisent des anticorps qui recherchent des antigènes particuliers et se fixent à eux. Un antigène désigne toute substance ou particule qui provoque la formation d'anticorps pour neutraliser son effet. Il s'agit souvent de substances protidiques qui sont considérées comme « étrangères » et « envahissantes » par le système immunitaire et qui le mobilisent pour qu'il entre en action. Les bactéries et les virus en sont de bons exemples. Les anticorps sont aussi des substances protidiques qui circulent dans le sang. Lorsqu'un anticorps trouve son antigène particulier, il s'y fixe un peu comme le font deux pièces d'un casse-tête qui s'emboîtent l'une dans l'autre. Cela neutralise l'antigène et le rend inoffensif. Les cellules B s'activent lorsqu'elles rencontrent des antigènes particuliers comme lors d'une invasion et d'une infection bactérienne ou virale. Elles se multiplient et sécrètent des anticorps pour contrer le danger constitué par les antigènes. Quelques-unes des cellules B impliquées demeurent ensuite dans la circulation sanguine, gardant en « mémoire » cet antigène particulier. Si l'antigène se manifeste de nouveau, les anticorps répondront par une mobilisation encore plus rapide et plus grande que la première fois. C'est ce qu'on appelle l'immunité acquise ou adaptée et c'est le principe de la vaccination.

Les cellules T circulent dans le thymus où elles se différencient. Tout comme les cellules B, elles sont impliquées dans la reconnaissance d'antigènes étrangers. En réponse à la présence d'antigènes, un grand nombre de cellules T sont produites, lesquelles sécrètent des composés chimiques qui aident les cellules B à produire des anticorps.

En combattant les germes responsables de la maladie, en éliminant les cellules mortes et en aidant au recyclage des molécules utiles, le système immunitaire conserve la vitalité de l'organisme et assure sa bonne santé.

La physiologie du système immunitaire

Les glandes et les tissus principaux qui sont impliqués dans la production et l'entretien du système immunitaire sont la moelle osseuse, les ganglions lymphatiques, le thymus et la rate. Tous produisent des leucocytes en plus d'avoir aussi d'autres fonctions. S'ils ne fonctionnent pas avec efficacité, cela pourrait contribuer à une détérioration progressive de la santé. Une des principales théories qui expliquerait le vieillissement serait qu'il surviendrait à cause des changements dans le fonctionnement des différents éléments du système immunitaire et d'une réduction générale de leur degré d'efficacité. Il existe plusieurs évidences qui soutiennent cette théorie et les modifications visibles qui surviennent dans certaines glandes et certains tissus impliqués est l'une des plus probantes.

La moelle osseuse

La moelle osseuse est un tissu mou qui se trouve dans la cavité osseuse. Chez les enfants (et les autres jeunes mammifères), toute la moelle osseuse, appelée moelle rouge, produit des globules sanguins. Chez les adultes, avec l'âge, la moelle rouge dans les os longs est progressivement remplacée par la moelle jaune. Il s'agit d'une substance graisseuse qui ne produit pas de globules sanguins. Par conséquent, chez les adultes, la moelle rouge est confinée dans les côtes, le sternum, les vertèbres et l'extrémité des os longs tels que le fémur. La partie active de la moelle rouge s'appelle le tissu médullaire. Il produit les leucocytes et aussi les érythroblastes, des cellules qui se développent dans les globules rouges. Tous les globules sanguins, y compris les lymphocytes, se différencient des cellules souches produites par la moelle osseuse. Quelques lymphocytes poursuivent leur développement dans le tissu médullaire jusqu'à leur maturité et deviennent des lymphocytes B.

Les ganglions lymphatiques

Les ganglions lymphatiques sont de petites structures ovales qui surviennent à différents endroits du système lymphatique – un réseau de drainage des vaisseaux et des valves qui transporte un liquide clair et transparent appelé lymphe. La lymphe est un produit dérivé du sang et est principalement constituée d'eau mais, ce qui est important, c'est qu'elle transporte les lymphocytes et qu'elle retourne ensuite dans le sang par la grande veine lymphatique (un des deux plus importants vaisseaux du système lymphatique). Les ganglions lymphatiques agissent en tant que filtres, en éliminant les particules étrangères. Ils produisent aussi les leucocytes et emmagasinent les lymphocytes. On les trouve regroupés dans plusieurs régions de l'organisme, y compris le cou, l'aine et les aisselles, et ils peuvent enfler dans le cas d'une infection due à la prolifération des cellules impliquées dans la réponse immunitaire.

Le thymus

Le thymus est une glande située dans le cou et elle constitue une partie vitale du système de défense de l'organisme. Il est surtout important à la petite enfance lorsqu'il atteint son plein développement et sa taille adulte, et il est responsable de la production du tissu lymphoïde et de l'établissement du système immunitaire. Certaines des cellules souches produites par la moelle osseuse migrent vers le thymus où elles subissent davantage de différentiation et de maturité pour devenir des lymphocytes T. Comme nous l'avons vu, les cellules T sont essentielles au bon fonctionnement du système immunitaire et elles dépendent du thymus. Cette glande sécrète de la thymosine, une hormone peptidique qui stimule la maturité des cellules T, ainsi qu'un bon nombre d'autres facteurs chimiques. À la puberté, la taille du thymus commence à diminuer progressivement et, à l'âge adulte, la glande est devenue très petite.

La rate

La rate est un organe de couleur pourpre, ayant la forme d'un œuf. Elle est située sous l'estomac et remplit nombre de fonctions différentes. Elle élimine les globules rouges détruits, conservant leur fer pour une production ultérieure dans la moelle osseuse. Elle emmagasine aussi les globules rouges afin qu'ils puissent être relâchés selon les besoins. Elle est de plus impliquée dans la production des leucocytes, y compris les lymphocytes – les cellules vitales du système immunitaire aussi bien que dans d'autres composantes sanguines. Les macrophages (une sorte de leucocytes) dans la rate sont impliqués dans la réponse immunitaire en engloutissant les microorganismes (bactéries et virus) par phagocytose. Il est parfois nécessaire de procéder à l'ablation de la rate par chirurgie, par exemple si elle est perforée à la suite de dommages accidentels. Malgré les nombreuses fonctions de la rate, cette intervention peut se pratiquer sans problème, et il est intéressant de remarquer que dans un tel cas, la taille des ganglions lymphatiques augmente. Il est possible que la moelle osseuse travaille aussi plus fort si la rate est enlevée.

On peut voir que des changements significatifs dans la moelle osseuse et le thymus surviennent, lesquels peuvent s'observer très tôt dans la vie d'une personne. Il est raisonnable de supposer que ces changements et d'autres, tels qu'une baisse dans l'efficacité et le rendement du système immunitaire, sont au moins responsables en partie du vieillissement. Avant de terminer, une autre preuve évidente de l'implication du système immunitaire dans le vieillissement nous est fournie par l'apparition de ce qu'on appelle les maladies auto-immunes.

Les maladies auto-immunes

Ces maladies surviennent parce que, pour une raison quelconque, le système immunitaire perd sa capacité de faire la distinction entre le « soi » et le « non-soi », et produit des anticorps qui attaquent les tissus de son organisme. On pense qu'un certain nombre de maladies sont des maladies auto-immunes. Dans quelques-unes d'entre elles, la cause déclenchante semble être l'infection initiale, dans le cas d'une infection streptococcique par exemple. Les anticorps que l'organisme produit pour lutter contre la bactérie peuvent, dans certains cas, devenir « confus » et s'attaquer aux tissus de l'organisme. En conséquence, ces exemples (parmi lesquels les complications possibles d'une fièvre rhumatoïde, dont l'altération de la valvule cardiaque) peuvent atteindre des gens de tous âges. D'autres exemples semblent cependant être plus fréquents chez les personnes âgées et on peut en déduire qu'ils peuvent survenir parce que le système immunitaire vieillissant ne fonctionne plus avec autant d'efficacité. Des exemples possibles comprennent l'arthrite rhumatoïde, le diabète de type 1, le lupus érhythémateux, le lupus érhythémateux aigu disséminé et la maladie de Basedow-Graves. Les maladies auto-immunes peuvent être un exemple extrême de ce qui survient lorsque le système immunitaire fonctionne mal. Il est probablement possible que les effets reliés à l'âge surviennent en partie à cause de changements plus légers et moins dramatiques dans le fonctionnement du système.

LES FACTEURS HORMONAUX

Le système hormonal ou endocrinien est très complexe. Il implique un nombre de glandes et d'organes différents qui produisent des substances chimiques qui contrôlent les fonctions de l'organisme et interagissent les uns avec les autres à des degrés plus ou moins grands. Une des théories les plus soutenues sur le vieillissement serait qu'il découle de déséquilibres hormonaux qui surviennent avec le temps dans différentes parties du corps. Les glandes et les hormones qui, selon certains chercheurs, seraient les plus impliquées sont l'hypophyse (l'hormone de croissance et les hormones qui stimulent la production d'hormones par les organes sexuels), la glande thyroïde (la thyroxine et la triiodothyronine, essentielles à la régulation du métabolisme et de la croissance), le thymus (le thymos dans lequel survient la maturation des lymphocytes T), le corps pinéal (la mélatonine, impliquée dans la régulation de l'«horloge interne » de l'organisme et des rythmes circadiens). Les œstrogènes, qui sont aussi importants, sont produits par les ovaires et éventuellement par la testostérone, l'hormone sexuelle mâle libérée par les cellules dans les testicules. Un examen approfondi de ces glandes et de ces hormones révèle toute la complexité et l'envergure de leurs activités. Il est fort probable qu'elles soient vraiment impliquées dans le processus du vieillissement, mais les rôles qu'elles y jouent ne sont pas encore entièrement compris.

L'hypophyse (et l'hypothalamus)

L'hypophyse ou glande pituitaire est une petite glande très importante située à la base du cerveau, au-dessous d'une région appelée l'hypothalamus. On peut soutenir qu'elle est la cheville du système endocrinien, car elle possède deux lobes dont chacun sécrète des hormones qui agissent sur d'autres glandes et contrôlent beaucoup de fonctions différentes.

L'hypophyse fabrique l'hormone de croissance ou somatotrophine qui, par la synthèse de protéines, contrôle la croissance des os longs chez les enfants et le développement et la réparation des muscles et des os chez l'adulte. L'hypophyse produit aussi des gonadotrophines qui sont des hormones qui agissent sur les organes sexuels et les stimulent pour qu'ils produisent leurs hormones. Les hormones qui stimulent la glande thyroïde, libérées par l'hypophyse, agissent sur la glande thyroïde, l'incitant à produire et à libérer ses propres hormones. L'hypophyse est elle-même réglée en libérant des facteurs et des hormones qui sont sécrétés par l'hypothalamus, une région du cerveau. Quelques experts croient que l'efficacité de l'hypophyse diminue avec le temps et que cela a des conséquences de grande portée sur le système hormonal de l'organisme et est responsable du vieillissement. On croit que la cause de l'inefficacité de l'hypophyse serait un trouble graduel et progressif de l'«horloge interne » de l'organisme (voir l'épiphyse cérébrale et la mélatonine, page 34).

La glande thyroïde

La glande thyroïde est située à la base et en avant du cou et elle sécrète deux hormones riches en iode, la thyroxine et la triiodothyronine. Ces hormones sont essentielles à la régulation du métabolisme et de la croissance. Une hyperactivité de cette glande, ou hyperthyroïdisme, provient d'un métabolisme de base élevé avec une plus grande utilisation d'oxygène, et survient lors de la maladie de Basedow-Graves (voir maladies auto-immunes, page 31). À cause de ses effets complexes sur le métabolisme, quelques chercheurs croient que les changements qui surviennent dans le fonctionnement de la glande thyroïde et de ses hormones sont en partie responsables du vieillissement.

Le thymus

L'importance du thymus dans l'établissement du système immunitaire a déjà été décrite (voir page 29). La glande produit la thymosine, une hormone qui stimule le développement des lymphocytes T qui sont essentiels au bon fonctionnement du système immunitaire. Le thymus commence à rétrécir à la puberté et la concentration de thymosine diminue. Ceux qui s'en tiennent à la théorie qu'un ralentissement du système immunitaire est la clé du vieillissement croient que la baisse de thymosine joue un rôle significatif dans ce processus.

L'épiphyse cérébrale

L'épiphyse cérébrale est d'une certaine façon une petite masse de tissu mystérieuse située presque au centre du cerveau, qui sécrète une hormone, la mélatonine. Cette hormone est principalement sécrétée durant les heures de noirceur (l'épiphyse en soi renferme des cellules photosensibles et possède une liaison nerveuse avec les yeux) et de ce fait, de plus grandes quantités sont libérées pendant les mois d'hiver. Elle est reliée au fonctionnement de l'horloge biologique et, chez plusieurs vertébrés, elle est impliquée dans les activités saisonnières, surtout la reproduction. Par exemple, elle joue un rôle dans les changements de pigmentation de la peau et de là, dans les couleurs que prennent plusieurs animaux lors de la période d'accouplement.

La mélatonine joue apparemment un rôle incompris dans le fonctionnement des rythmes circadiens, qui sont les changements normaux survenant dans le comportement et la physiologie d'un animal durant une période de 24 heures. De ce fait, elle est d'une manière ou d'une autre impliquée dans les cycles et les rythmes qui sont reliés au passage du temps. Chez les gens, la sécrétion de mélatonine diminue apparemment avec l'âge. Certains chercheurs croient que le vieillissement en soi survient parce que le fonctionnement de l'horloge interne de l'organisme est déréglé et que la diminution de mélatonine est un facteur important dans ce processus. (Voir les traitements hormonaux antivieillissement, page 152.)

Les hormones sexuelles

Les hormones sexuelles mâles s'appellent androgènes. Elles sont produites par les testicules, dont la principale et la plus connue est la testostérone. Les androgènes sont aussi produits en petites quantités par les glandes surrénales (deux glandes importantes situées au-dessus de chaque rein, qui sécrètent une hormone) et par les ovaires féminins. Les androgènes sont responsables du développement des organes sexuels masculins et de l'apparition des caractéristiques sexuelles secondaires lors de la puberté. Ils sont aussi nécessaires à la production de sperme, un processus qui se poursuit tout au long de la vie, de la puberté à la vieillesse. Les androgènes sont responsables de la pulsion sexuelle (libido) chez les hommes et jouent un rôle dans les caractéristiques comportementales telles que l'agressivité et la compétition.

La testostérone est produite tout au long de la vie à un taux plus ou moins constant. On remarque cependant une légère diminution à la vieillesse. La quantité de testostérone produite varie donc assez considérablement d'un individu à un autre de sorte qu'il est impossible de définir un niveau correct ou normal. Certains chercheurs croient que la testostérone n'est pas aussi efficace chez les hommes d'âge moyen, même si son taux de production n'a pas changé significativement et que cela est responsable d'un certain nombre d'effets reliés au vieillissement. Des suppléments de testostérone sont parfois prescrits pour contrecarrer ces effets (voir traitements hormonaux, page 152), mais il s'agit d'une thérapie controversée.

Les hormones sexuelles féminines sont les œstrogènes et la progestérone, et sont principalement sécrétées par les ovaires. Les œstrogènes sont aussi produits en petites quantités par les glandes surrénales et les tissus adipeux féminins et en très petite quantité par les testicules chez l'homme. Ils sont responsables de la maturation des organes sexuels féminins et du développement des caractéristiques sexuelles secondaires lors de la puberté. L'implantation de cycles de reproduction féminins dans les ovaires (cycle ovarien) et dans l'utérus (cycle menstruel) relève de l'interaction entre les œstrogènes, la progestérone et les hormones hypophysaires. Un manque de ces hormones, surtout d'œstrogènes, pendant et après la ménopause, est responsable des effets les mieux connus reliés à l'âge et des symptômes qu'on trouve chez les femmes. L'hormonothérapie est prescrite d'office aux femmes pour soulager les symptômes de la ménopause mais elle aide aussi à inverser certains effets du vieillissement.

LES FACTEURS GÉNÉTIQUES

Il est généralement reconnu que les facteurs génétiques jouent un rôle complexe dans le vieillissement et la longévité, même si leur rôle précis est sujet à la controverse. La longévité qu'on rencontre dans certaines familles doit certainement être déterminée génétiquement. À un certain niveau, d'après ses parents et ses grands-parents, chacun peut avoir une idée de sa durée de vie potentielle, un facteur dont les compagnies d'assurances tiennent compte. Chez certains animaux simples, tels que les drosophiles, les scientifiques croient avoir découvert l'existence d'un gène responsable du vieillissement qui, lorsqu'il est manipulé, prolonge de 50 % la durée de vie normale des insectes. Des spéculations ont été faites sur la possibilité qu'un tel gène existe chez les êtres humains et d'autres gros mammifères.

En août 2001, les scientifiques ont annoncé qu'ils avaient découvert un groupe de gènes appelés gènes de Méthuselah qui, selon eux, détiendraient la clé de la longévité. Leur étude a porté sur 137 personnes de 100 ans ou plus et ils ont découvert que toutes partageaient une section de gènes en commun, située sur le chromosome 4. Les scientifiques croient que ces gènes, s'ils sont « activés », peuvent combattre les maladies reliées à l'âge et permettre à leurs propriétaires de profiter d'une durée de vie plus longue et, ce qui est encore plus important, d'une meilleure santé. Sur une possibilité de 100 à 500 sur la rive des chromosomes, on pense qu'il y aurait environ 10 gènes d'impliqués, mais on ne sait pas exactement lesquels. On travaille présentement à isoler le groupe de gènes clés qui est impliqué. Il est intéressant de noter que les centenaires étudiés n'ont pas particulièrement eu un mode de vie sain et que leur culture et leurs antécédents sociaux sont très variés. Il semble qu'actuellement la plupart d'entre nous n'avons pas déclenché les gènes de Méthuselah, donc relativement peu de personnes deviendront des centenaires en santé.

Les scientifiques croient cependant que, dans le futur, cette opportunité sera offerte à plus de gens grâce à la manipulation génétique. Les gènes de Méthuselah ont déjà été découverts chez de simples nématodes et chez les drosophiles. En 1999, les scientifiques ont annoncé qu'avec la manipulation génétique, ils avaient créé une race de souris dont la durée de vie, en comparaison avec celle des souris non modifiées génétiquement, était prolongée du tiers. Les souris sont, bien entendu, des mammifères à sang chaud tout comme nous. Les scientifiques qui travaillent sur le projet du gène humain de Méthuselah ont souligné que leur but était de promouvoir une vieillesse saine plutôt que la longévité en soi. Peut-être que le XXIe siècle sera le meilleur moment de l'histoire en ce qui a trait au vieillissement de la population !

Les gènes sont transportés sur les chromosomes, des structures semblables à des baguettes contenues dans le noyau des cellules. Chaque chromosome est principalement composé d'une grosse molécule d'ADN (acide désoxyribonucléique) qui comprend deux chaînes torsadées, reliées ensemble par des barreaux semblables à ceux d'une échelle dans une double hélice. La chaîne consiste en des molécules de sucre-phosphate tandis que les barreaux sont des paires de bases azotées qui se rejoignent d'une façon particulière. Lorsque l'ADN se divise (comme dans la division cellulaire), les chaînes commencent par se défaire, puis chacune d'elles sert de gabarit pour la synthèse et le copiage d'un nouveau brin, se terminant par deux molécules-filles. L'une d'elles est retenue à l'intérieur de chaque moitié du noyau lorsque les cellules se divisent. À l'extrémité de chaque molécule d'ADN (et de ce fait de chaque chromosome) se trouvent des brins d'ADN spécialisés. Ces brins d'ADN sont appelés télomères et consistent en une séquence à répétition plus simple que celle qui a été trouvée dans le volume de la molécule. Leur but est d'assurer que l'ADN est reproduit avec exactitude chaque fois que la cellule se divise et, dans la plupart des cellules humaines, ils diminuent progressivement lors de chaque division. Les télomères finissent par devenir si courts que la division précise ne peut plus se produire et que la cellule meurt.

L'activité des télomères est gouvernée par un groupe d'enzymes (les protéines) appelées transcriptases ou télomérases renversées. Elles fabriquent les télomères et les fixent aux extrémités de l'ADN chromosomique. Le gène de la télomérase est présent dans toutes les cellules humaines mais il semble que l'activité de la protéine baisse habituellement, causant le vieillissement des cellules et éventuellement leur mort. Les exceptions sont les cellules dites immortelles – les cellules reproductives et les cellules cancéreuses – dans lesquelles les télomères demeurent longtemps et où le niveau de télomérase est élevé. Ces cellules continuent à se diviser et ne meurent pas, ce qui explique pourquoi les cellules cancéreuses sont si dangereuses et destructrices. Ces dernières années, les scientifiques ont isolé un gène humain pour une enzyme appelée télomérase renversée transcriptase ou TRT présente seulement dans les cellules immortelles. On a découvert que lorsque ce gène était introduit dans les cultures de cellules humaines ordinaires, ces dernières commençaient à fabriquer de la télomérase. Le gène de la télomérase en dormance dans ces cellules semble être activé, donnant comme résultat des télomères plus longs. Ces cellules ordinaires continuent ensuite à se diviser au lieu de vieillir et de mourir comme elles le feraient dans le cours normal des événements. Certains chercheurs croient que cette découverte sera en fin de compte utilisée pour arrêter le processus normal du vieillissement au niveau cellulaire. Cependant, d'autres recherches laissent craindre une recrudescence des risques de cancer tandis que quelques experts ne sont toujours pas convaincus de l'importance de la télomérase dans le vieillissement.

La manipulation et la division de la télomérase pour arrêter la progression du cancer peut être un développement futur plus prometteur. En recherche, de grands efforts sont consacrés à cet aspect et on espère qu'ils fourniront en fin de compte un traitement efficace pour cette maladie.

LA PRODUCTION ET L'UTILISATION D'ÉNERGIE

Ce sous-titre est en quelque sorte vague et très large, car, encore une fois, il comprend tous les processus du métabolisme complexes qui sont nécessaires à la vie. L'efficacité de ces processus diminue avec le temps, permettant aux effets reliés à l'âge de survenir. L'utilisation et la production d'énergie dépend finalement du carburant (provenant des aliments et de la digestion) et de l'oxygène (provenant de la respiration).

Les problèmes digestifs tendent à devenir plus fréquents vers le milieu de la vie et à la vieillesse, et l'absorption de simples produits de dégradation de la digestion est souvent compromise. La respiration comprend tout le processus par lequel l'air est conduit à l'intérieur et à l'extérieur des poumons, pendant lequel l'oxygène est absorbé dans le sang et le gaz carbonique et l'eau sont éliminés. La respiration externe est le véritable processus de la respiration et l'échange de gaz (l'oxygène entre et le gaz carbonique sort) qui se passe dans les poumons. La respiration interne est le processus par lequel l'oxygène se rend du sang aux tissus dans toutes les parties de l'organisme tandis que le gaz carbonique est absorbé, transporté de nouveau aux poumons et éliminé. Le processus d'aspirer de l'air dans les poumons est connu sous les noms d'inhalation ou inspiration et celui de l'expirer, sous les noms d'exhalation ou expiration – tous deux plus communément appelés respiration. Tous les aspects de la respiration, du processus mécanique à l'échange de gaz entre les tissus et le sang, peuvent perdre de leur efficacité avec l'âge.

La production d'énergie survient en fait à l'intérieur des cellules et implique une série complexe de réactions biochimiques qui sont contrôlées par des protéines spéciales appelées enzymes et qui demandent de l'oxygène. Les réactions biochimiques sont de nature cyclique et utilisent les molécules de glucose ou les acides gras (le produit final de la digestion des glucides et des graisses) comme carburant. Elles passent par une série de transformations qui résultent en la production de molécules d'énergie appelées adénosine triphosphate (ATP) que les cellules peuvent utiliser directement. Les molécules de gaz carbonique sont éliminées comme déchets qui doivent sortir de la cellule. Ces réactions biochimiques sont essentielles pour fournir de l'énergie afin que tous les processus de la vie surviennent. Quelques chercheurs croient que les problèmes reliés à l'énergie contiennent la clé du processus du vieillissement.

Même si les principaux facteurs qu'on croit responsables du vieillissement ont été décrits ci-dessus sous des rubriques différentes pour plus de clarté, on peut comprendre qu'ils sont tous reliés de près les uns aux autres. Les processus de la vie sont interdépendants et il est probable que le vieillissement en soi survienne à cause de certains ou de tous les aspects cités ci-dessus. S'il existe plusieurs causes, il peut aussi y avoir plusieurs solutions et, pour l'instant, personne ne détient encore la clé de l'immortalité. Il existe cependant plusieurs stratégies antivieillissement qui peuvent être utilisées et qui augmenteront les chances de mener une longue vie active et saine. Avant de terminer, il est utile d'examiner les perceptions les plus communes face au vieillissement et de faire la lumière (ou non) sur ce que tant de gens appréhendent.

Les faits et les mythes sur la vieillesse

Dans un programme télévisé récent, un groupe de jeunes et quelques personnes âgées furent réunis pour étudier la conception erronée qu'on se fait de la vieillesse et des problèmes du vieillissement. La plupart des jeunes étaient dans la vingtaine et presque tous croyaient que la vie ne valait plus le coup d'être vécue vers les cinquante ans! Ils pensaient que les gens âgés étaient peu attrayants, assaillis par des infirmités et des troubles médicaux, qu'ils n'avaient plus de plaisir ou ne savaient plus comment être heureux, qu'ils avaient vécu le meilleur de leur vie lorsqu'ils travaillaient et qu'ils devaient s'effacer pour laisser la place aux plus jeunes. Ils croyaient aussi que les personnes âgées ne pouvaient pas apprécier la sexualité au même titre que les jeunes.

Ces jeunes gens furent confrontés à un groupe de personnes âgées qui étaient la preuve vivante qu'ils se trompaient sur toute la ligne. En fait, le groupe d'aînés participait à beaucoup plus d'activités que les jeunes, y compris la pratique de sports intenses. Ils possédaient de l'énergie, des connaissances et une expérience qu'ils mettaient à profit de bien des façons, sans parler de la confiance en soi pour affronter de nouveaux défis. Quant au fait de ne pas avoir de vie sexuelle, la plupart soutenaient que cette partie de leur vie était meilleure qu'elle ne l'avait été lorsqu'ils étaient jeunes ! Tous croyaient que la clé d'une vieillesse réussie et heureuse résidait en eux et que, pour y arriver, il suffisait d'un peu d'efforts et de détermination, des qualités qui, selon eux, faisaient défaut chez les jeunes.

Des sondages ont démontré que le genre d'idées préconçues établies ci-dessus étaient fréquentes, surtout parmi les jeunes. Naturellement, quelques réajustements d'opinions se firent inévitablement tandis que chaque individu progressait de la jeunesse à la vieillesse. Cependant, d'autres idées sont plus radicales et il est fréquent d'entendre dire dans certains cas « c'est la vieillesse ! », soulignant ainsi que rien ne peut être fait et que la personne devra se résigner. Manifestement, les changements physiques surviennent sous forme de maladies et d'affections qui sont plus fréquentes à la vieillesse. La maladie peut cependant frapper à tout moment dans la vie et il est heureux de savoir qu'il est possible d'agir pour éviter que les changements corporels naturels entraînent ultérieurement des problèmes dans la vie. Une vue d'ensemble de quelques-uns des changements naturels les plus fréquents est donnée ci-dessous.

LE SQUELETTE, LES ARTICULATIONS ET LES MUSCLES

Jusqu'à l'âge d'environ trente ans, le calcium est emmagasiné dans les os et les réserves devraient être largement suffisantes pour remplacer des cellules osseuses abîmées afin d'assurer la solidité des os. Il est essentiel pour les enfants en pleine croissance et les jeunes adultes d'avoir une alimentation riche en calcium, car c'est à cette étape que la qualité et la solidité du squelette sont déterminées. Après trente ans, il se produit une diminution progressive de la quantité de calcium qui entraîne un amincissement constant des os. Ce processus est accéléré chez les femmes au moment de la ménopause et est relié à la baisse importante d'œstrogènes.

Lorsque l'amincissement des os est particulièrement important, ils deviennent friables et sont sujets à des fractures ; cette condition s'appelle l'ostéoporose. L'ostéoporose touche davantage les femmes que les hommes à cause des effets de la ménopause et parce qu'au départ, le squelette des femmes est plus petit et plus léger.

Pendant toute la vie, les articulations sont continuellement sollicitées, ce qui est la plupart du temps inévitable et peut se décrire en termes d'usure naturelle. Avec le temps, les articulations peuvent devenir progressivement plus rigides et les mouvements sont moins coulants et plus restreints. Cela s'explique du fait qu'avec l'âge, des modifications progressives se produisent dans la quantité de liquide lubrifiant et dans les tissus (y compris le cartilage et les ligaments). Avec l'usure naturelle, la surface des os peut devenir plus rugueuse, et il peut y avoir aussi une dégradation du cartilage qui les recouvre et une perte du liquide synovial lubrifiant, menant au développement de l'arthrite. Il existe plusieurs formes différentes d'arthrite, mais l'ostéoarthrite, que l'on rencontre chez les gens d'âge mûr et les personnes âgées, est l'une des plus communes. Les changements reliés à l'arthrite sont extrêmement fréquents et il semble que plusieurs facteurs soient responsables de leur apparition. Bien que les modifications dégénératives ne puissent pas être renversées, il existe plusieurs façon de sauvegarder la condition des articulations et des thérapies sont offertes pour traiter les symptômes de l'arthrite.

Avec l'âge, il se produit une perte graduelle de la masse musculaire et de la force, mais il est possible d'en limiter la progression en demeurant actif et en faisant régulièrement de l'exercice. Chez les femmes, les muscles ont tendance à être remplacés par des tissus adipeux dont la quantité augmente considérablement. De nouveau, la pratique d'un exercice régulier et un mode de vie actif peuvent aider à ralentir ce processus et favoriser une bonne santé à la vieillesse.

LE CŒUR ET LA CIRCULATION SANGUINE

Les cardiopathies et les troubles circulatoires sont l'une des causes de mortalité les plus importantes et, tandis que ces pathologies affectaient principalement les personnes âgées, elles touchent maintenant des groupes d'âge plus jeunes. Il est bien connu qu'il existe un lien puissant entre le mode de vie occidental, surtout en regard de l'alimentation, et les cardiopathies et les troubles circulatoires. Une légère dégénérescence du système circulatoire peut être une conséquence inévitable du vieillissement, mais cette situation s'aggrave énormément avec une alimentation riche en gras saturés qui entraîne le blocage des artères (athérosclérose).

Cette maladie n'est pas fréquente chez les peuples d'Extrême-Orient dont l'alimentation protège le cœur et les articulations. Le cœur est fondamentalement une pompe musculaire dont le stimulateur incorporé lui ordonne de battre tout au long de la vie. Le fonctionnement de cette pompe peut perdre de son efficacité avec l'âge, et la meilleure façon d'éviter cela et de protéger le cœur est de faire de l'exercice régulièrement.

LES AUTRES ORGANES – LES POUMONS, LE FOIE ET LES REINS

Les poumons sont une paire de sacs élastiques et fibreux ayant des surfaces internes repliées qui fournissent la possibilité d'un grand échange des gaz. L'air pénètre dans l'organisme par la trachée qui se divise en deux bronches, une pour chaque poumon. D'autres ramifications surviennent ensuite dans des tubes plus petits appelés bronchioles. Plus loin, les bronchioles se divisent en alvéoles. On sait que les gens cessent de respirer par le diaphragme, cette méthode naturelle et efficace qui est innée à l'enfance, et qu'ils respirent plutôt par la poitrine, une méthode beaucoup moins efficace, qui ne vide pas entièrement les poumons de leur air. Les poumons ne sont donc pas utilisés à pleine capacité et ils finissent par perdre leur élasticité naturelle avec l'âge. Les poumons ne sont alors plus capables de se dilater comme ils le faisaient lorsqu'ils étaient jeunes et la quantité d'air qu'ils inhalent (et de ce fait, d'oxygène disponible) est réduite. Cela vaut la peine de réapprendre à respirer correctement à l'âge adulte afin de maintenir l'élasticité naturelle des poumons. (Voir la section sur les exercices, page 109.)

Le foie est à la fois un organe très important et une glande qui accomplit plusieurs fonctions qui sont critiques dans la régulation des processus du métabolisme. Il s'agit d'un gros organe, composé de quatre lobes, situé du côté supérieur droit de la cavité abdominale. Deux vaisseaux sanguins importants l'alimentent. L'artère hépatique distribue le sang oxygéné tandis que la veine porte hépatique transporte les aliments digérés absorbés par le sang directement de l'estomac au foie. Parmi ses multiples fonctions, le foie convertit le surplus de glucose (le produit final de la digestion des glucides) en glycogène (une molécule plus complexe, aussi appelée amidon animal) pour l'emmagasiner comme réserve alimentaire.

Les quantités excessives d'acides aminés (les produits finaux de la digestion des protéines) sont converties en urée, un composé de déchets contenant du nitrogène, qui est ensuite transporté du sang aux reins où il est éliminé. La bile est produite dans le foie et emmagasinée dans la vésicule biliaire où elle est libérée et utilisée dans la digestion des graisses et l'absorption de nutriments. La lipolyse, qui est la décomposition des liquides (graisses, huiles, cires) de la digestion des gras en acides gras (molécules essentielles utilisées par l'organisme de plusieurs façons), se produit dans le foie. Plusieurs poisons (toxines) sont décomposés (désintoxiqués) par le foie, un bon exemple étant l'alcool. Puisque la veine porte hépatique transporte les produits ingérés directement de l'estomac, le foie est la première escale importante pour tous les éléments qui sont ingérés par la bouche, qu'ils soient salutaires ou nuisibles.

Le foie fabrique des substances pour coaguler le sang et transforme les globules rouges abîmés, en éliminant l'hémoglobine et en l'emmagasinant comme réserve de fer pour une utilisation ultérieure. La vitamine A est produite et emmagasinée et le foie emmagasine aussi les vitamines B12, D, E et K. L'activité chimique et biochimique du foie est si intense qu'une énergie importante est générée et cet organe contribue de façon importante à la chaleur corporelle. À la vieillesse, le foie peut accomplir ses fonctions avec moins d'efficacité, par exemple celle de la désintoxication. Cela signifie qu'il faut faire attention à la consommation d'alcool et de médicaments en vente libre et sur ordonnance, car le foie est plus fragile.

Les reins sont une paire d'organes et de glandes qui sont situés dans le dos de l'abdomen, sous le diaphragme. Leur fonction est d'éliminer les déchets contenant du nitrogène (principalement l'urée) du sang et de régler la concentration de différents sels. Ils agissent comme filtres du sang et produisent l'urine qui est éliminée par la vessie. Les reins renferment de nombreux tubules (appelés néphrons) fins et repliés et ils reçoivent environ 1 000 à 2 000 litres de sang par jour et transforment de 150 à 200 litres de filtrat. Cela donne une production quotidienne d'urine d'environ 1,5 litre. À la vieillesse, les reins peuvent travailler moins efficacement, ce qui entraîne un ralentissement de l'élimination des toxines dans le sang. Le système urinaire peut aussi être plus sujet à l'infection. Quelques éléments nutritifs et suppléments diététiques peuvent aider à augmenter la fonction des reins et du foie.

LE SYSTÈME DIGESTIF

La digestion et l'absorption d'aliments par l'estomac deviennent généralement moins efficaces avec l'âge et les gens peuvent souffrir plus fréquemment de troubles mineurs tels que des indigestions. Parfois, les personnes âgées trouvent qu'un aliment qu'elles consommaient auparavant sans problème commence à les déranger et elles devront éventuellement le rayer de leur liste de consommation, même si elles l'apprécient. Cette difficulté d'absorption les rend vulnérables à diverses carences en éléments nutritifs et elles peuvent palier cette situation en prenant des suppléments. À la vieillesse, la vitesse du métabolisme ralentit et nécessite moins de calories que lorsqu'on était jeune. Cependant, cela dépend grandement de la quantité d'énergie dépensée, comme à tout âge d'ailleurs. Une personne âgée active et en forme aura donc besoin de plus d'aliments qu'une personne du même âge qui mène une vie plus sédentaire.

LES SENS – L'OUÏE, LA VUE, LE GOÛT ET L'ODORAT

Il est bien connu que l'ouïe commence à se détériorer chez les personnes âgées. Quelques personnes éprouvent simplement une légère perte auditive, ce qui ne présente pas un problème en soi, mais d'autres sont affectées d'une surdité plus grave. Les traitements dépendent de la cause, mais tant que les nerfs ne sont pas atteints, il est habituellement possible d'améliorer la situation, souvent avec l'aide d'une prothèse auditive. Il arrive cependant souvent qu'une accumulation de cire durcie soit à l'origine d'une surdité temporaire chez les personnes âgées, un trouble qui peut être réglé en expulsant le bouchon de cérumen à l'aide d'une seringue remplie d'eau tiède.

Pendant la vieillesse, les yeux sont sujets à diverses modifications physiques qui affectent la vision. Ces modifications touchent souvent le cristallin (lentille effectuant la mise au point de la lumière) ou les muscles qui le contrôlent. Il existe une tendance naturelle à l'hypermétropie (la mise au point de la lumière est faite en arrière de la rétine et non dessus, là où les images devraient normalement se former).

Cela peut se corriger simplement par le port de lunettes ayant des lentilles convexes pour la lecture et autres activités de près. Les troubles reliés à l'âge touchant les muscles qui contrôlent le cristallin sont maintenant traités avec succès par une microchirurgie correctrice. La formation de cataractes se retrouve fréquemment chez les personnes âgées, mais ce problème peut facilement être traité. Il s'agit d'une modification naturelle des composantes de la protéine du cristallin qui amène l'opacité du cristallin et, par le fait même, une perte de vision. La chirurgie fait des merveilles dans de tels cas.

Le sens du goût est attribué aux papilles gustatives qui sont de minuscules récepteurs sensoriels localisés sur la langue à l'arrière de la bouche. Elles sont stimulées par la présence d'aliments dissous dans la salive et des messages sont envoyés au cerveau par l'intermédiaire des nerfs, où l'information est perçue et interprétée. Le sucré, l'aigre et le salé sont parmi les goûts qui peuvent être perçus et ils s'atténuent avec l'âge, bien que cette perte de goût ne se produise probablement pas toujours à la même vitesse.

Cependant, une perte dans la perception du salé devrait être prise en considération par les personnes âgées car il est facile de trop saler les aliments sans s'en rendre compte.

L'odorat, ou sens olfactif, est étroitement lié au sens du goût. Les cavités nasales sont tapissées de membranes muqueuses humides renfermant de minuscules récepteurs olfactifs. Ceux-ci sont stimulés par des produits chimiques contenus dans l'air inhalé, qui se dissolvent dans l'humidité de la paroi de la membrane muqueuse.

Chaque récepteur olfactif est relié au cerveau par le nerf olfactif et c'est là que l'odeur est interprétée et identifiée. Une légère baisse du sens de l'odorat peut survenir à la vieillesse, mais comme cela se produit progressivement, elle ne se remarque habituellement pas.

LE CERVEAU – L'INTELLIGENCE ET LA MÉMOIRE

Le cerveau est sujet à diverses modifications reliées à l'âge. À partir d'un stade relativement jeune de la vie adulte, il se produit une nette perte des cellules du cerveau qui ne sont ni régénérées ni remplacées. La plupart des gens ne remarquent probablement pas ces modifications qui sont faibles et progressives. Cependant, à l'âge mûr et à la vieillesse, plusieurs personnes expérimentent certains degrés d'oubli qui est le miroir du processus de vieillissement qui touche le cerveau. Il est fréquent que des pertes de mémoire à court terme surviennent chez les personnes très âgées, mais à des degrés différents. Les prises de décision et la résolution de problèmes, ainsi que la compréhension et l'assimilation d'informations complexes peuvent prendre plus de temps mais, encore une fois, le degré auquel une personne est touchée varie énormément. Beaucoup de personnes âgées sont extrêmement vives et à peine touchées par ces changements. L'intelligence ne change pas avec l'âge, pas plus que l'habileté d'apprendre de nouvelles compétences, même si cela peut prendre plus de temps.

Un nombre alarmant de personnes âgées souffrent de démence, qu'il s'agisse de démence sénile ou de la maladie d'Alzheimer. La démence sénile est un trouble mental organique caractérisé par une atrophie générale du cerveau. Une détérioration progressive survient accompagnée d'une perte de la mémoire à court terme, d'un jugement altéré, de confusion, de crises émotionnelles et d'irritabilité. La gravité de cette condition est variable. La maladie d'Alzheimer est une forme de démence fréquente qui peut toucher aussi bien des gens appartenant à des groupes d'âge plus jeunes que les personnes âgées. Les modifications dégénératives surviennent dans le cortex cérébral du cerveau avec la formation de plaques de tissus. Il s'ensuit une perte progressive de la mémoire, la désintégration de la personnalité et, éventuellement, l'incapacité d'exercer des fonctions de base. Nous discutons plus en détail de la démence plus loin dans ce livre. (Voir les changements reliés à l'âge, page 191.) Il existe plusieurs moyens de sauvegarder les facultés intellectuelles afin de combattre les effets naturels du vieillissement. (Voir les exercices du cerveau, page 126.)

LES CAPACITÉS SEXUELLES

Les hommes retiennent leur capacité reproductive tout au long de leur vie et le taux de testostérone, l'hormone sexuelle mâle, ne chute que légèrement avec l'âge. Il peut y avoir une faible perte de libido et un homme qui vieillit peut trouver légèrement plus difficile d'avoir une érection et de la maintenir. Cependant, les problèmes de performance sexuelle sont souvent reliés à d'autres causes (ex. : la prise de médicaments ou le stress) que la vieillesse. La perte d'œstrogènes à la ménopause affecte les sécrétions vaginales chez les femmes et une perte de lubrification peut être un problème physique empêchant la jouissance sexuelle, bien que ce problème soit maintenant facile à surmonter. Les femmes peuvent aussi parfois expérimenter une perte de libido après la ménopause. L'hormonothérapie ou d'autres suppléments ont souvent fait leurs preuves pour vaincre les problèmes de performance sexuelle.

Les hommes et les femmes qui ont eu une vie sexuelle active heureuse continuent à être sexuellement actifs à la vieillesse. Des sondages n'ont pas révélé de moyenne d'âge à laquelle les gens cessent de s'intéresser au sexe ; ce domaine de la vie est gouverné par les préférences individuelles.

ÉTABLIR LES BASES POUR MENER UNE LONGUE VIE SAINE. QUEL QUE SOIT VOTRE ÂGE, IL EST TEMPS DE VOUS PRENDRE EN MAIN!

Il n'existe pas encore d'élixir de jouvence qui puisse prolonger la vie. On trouve cependant un nombre de composés et de suppléments biologiques qui peuvent ralentir le processus du vieillissement, et certains d'entre eux répondent mieux que d'autres à des examens scientifiques. Nous abordons les suppléments antivieillissement dans une autre partie de ce livre, mais il faut tenir compte du fait que l'utilisation de ces produits est souvent controversée et qu'ils sont habituellement coûteux. La profession médicale est une profession conservatrice en tous points. Les produits antivieillissement ne sont habituellement pas reconnus par les services de santé gouvernementaux, à moins qu'ils aient fait leurs preuves dans le traitement d'une maladie reliée à la vieillesse. Certaines compositions peuvent être offertes auprès de spécialistes de santé naturelle, souvent à des prix considérables. D'autres, qui tombent dans la catégorie des suppléments naturels ou à base de plantes, tels que le Ginkgo biloba, sont largement offerts à des coûts plus raisonnables.

Il est heureux de constater que, pour la plupart des gens, il est possible de se préparer à mener une vie longue et en santé non grâce à son portefeuille, mais en faisant des choix éclairés à la portée de tous. Il existe malheureusement un bémol ; il s'agit des gens qui, encore au XXIe siècle, demeurent toujours dans une extrême pauvreté. Des recherches ont démontré que ces gens avaient une espérance de vie plus faible que la moyenne. Les enfants nés dans la pauvreté sont plus susceptibles d'être maltraités par la vie. Beaucoup de gens pauvres constatent qu'il leur manque un soutien financier pour sauvegarder leur santé et leur longévité et il est probable que les gouvernements devront prendre des initiatives pour améliorer leur situation.

Que peut donc faire une personne normale pour augmenter ses chances de mener une vie longue et en santé ? La mesure la plus importante est d'adopter un mode de vie qui tienne compte de l'esprit et du corps, c'est-à-dire qui est porté à promouvoir la bonne santé, à prévenir la maladie et, en autant que ce soit possible, à combattre les affections reliées à l'âge. Les domaines les plus importants de la vie à examiner sont l'alimentation et d'autres facteurs tels que l'exercice et la diminution des risques et du stress. Une utilisation raisonnable de suppléments, selon votre âge et votre sexe, rehaussera votre régime antivieillissement.

C'est une bonne idée d'adopter des stratégies antivieillissement lorsqu'on est jeune, mais la nature humaine étant ce qu'elle est, très peu de gens le font ! Commencer tôt donnera manifestement quelques avantages, mais il est important de se rendre compte que vous pouvez faire une différence à tout âge. Évidemment, si un ou une octogénaire entreprend un plan antivieillissement, la différence se verra surtout dans sa qualité de vie plutôt que dans sa prolongation, mais cela vaut tout de même la peine d'effectuer ces changements. Quel que soit votre âge, il n'est jamais trop tard pour incorporer des stratégies antivieillissement dans votre mode de vie.

Dans les chapitres qui suivent, nous verrons les façons et les moyens à adopter pour y arriver.

L'ALIMENTATION ANTIVIEILLISSEMENT

Un proverbe populaire dit « Vous êtes ce que vous mangez » et il est maintenant évident que la santé et la longévité sont influencées par les aliments que nous consommons quotidiennement. En les choisissant avec circonspection, nous pouvons favoriser l'antivieillissement de deux façons. Premièrement, en diminuant les risques de contracter certaines maladies et affections qui menacent le prolongement et la qualité de notre vie et deuxièmement, en soutenant directement le mécanisme antivieillissement de l'organisme en consommant des aliments reconnus pour être salutaires pour la santé.

La première façon consiste à accepter et à adopter ce qui a été reconnu comme étant une alimentation saine. Afin de comprendre ce concept, il est nécessaire d'examiner les différents éléments qui composent les aliments et le besoin qu'a l'organisme de se les procurer. Nous pourrons ensuite voir pourquoi l'alimentation occidentale est considérée comme malsaine et nuisible pour une personne qui désire mener une vie longue et en santé.

L'organisme humain a besoin d'aliments pour fournir l'énergie nécessaire à tous ses processus vitaux, à la croissance, à la réparation et à l'entretien des cellules et des tissus, incluant ceux du système immunitaire qui est vital pour prévenir la maladie et les effets du vieillissement. Les aliments se composent de trois principaux groupes de substances nécessaires à l'organisme en différentes quantités : les glucides, les protéines et les gras. De plus, l'organisme a besoin de fibres (dérivées des plantes) qui sont essentielles pour promouvoir une bonne santé et pour prévenir des maladies mortelles. De petites quantités de vitamines et de minéraux sont nécessaires sur une base quotidienne et, comme nous le verrons plus tard, certains sont vitaux dans la lutte contre le vieillissement. Il est préférable de combler ses besoins en vitamines et en minéraux à partir des aliments, mais, pour certains groupes de gens, des suppléments peuvent être utiles.

LES GLUCIDES

Les glucides consistent en une forme simple ou plus complexe de molécules de sucre dont la plus fondamentale est le glucose. Tous les glucides sont en fin de compte décomposés par le processus digestif en glucose qui est absorbé par le sang et utilisé de diverses façons par l'organisme. Plus les glucides ou les molécules de sucre dans les aliments sont simples, plus ils sont rapidement digérés et absorbés, surtout si les demandes en énergie sont élevées comme pendant des exercices intenses. Les athlètes prennent souvent du glucose à l'état pur pour cette raison.

Les amidons sont des glucides complexes constitués de chaînes de molécules de glucose. Leur décomposition par le processus digestif est plus lent et, de ce fait, ils fournissent un apport en glucose graduel, soutenu. L'organisme contient généralement des réserves suffisantes de glucose pour satisfaire l'ensemble des demandes en énergie pour une journée d'activité. L'organisme peut combler tout manque de glucose en le fabriquant dans le foie à l'aide du glycérol (provenant des gras) et des acides aminés (provenant des protéines) comme matières premières. Inversement, comme nous l'avons noté précédemment, un excès de glucose est converti par le foie en un glucide complexe, le glycogène ou amidon animal. Il est emmagasiné dans le foie et les cellules des muscles et est utilisé lorsqu'il y a un manque de glucose disponible dans le sang.

Les aliments industriels tels que les sucreries, les biscuits, les gâteaux, les chocolats et les sauces se composent principalement de sucres simples qui fournissent seulement des calories à l'organisme, c'est-à-dire des molécules d'énergie sous forme de glucose. Malheureusement, les Occidentaux sont friands de ces aliments au goût agréable et les consomment à l'excès au détriment d'aliments plus utiles. Cette consommation excessive contribue à des conditions de vie plus courtes telles que l'obésité, le diabète sucré et l'athérosclérose, et est une des principales causes de caries dentaires.

D'un autre côté, des aliments tels que les céréales, les grains, le pain, les pâtes, les pommes de terre, les légumes et les fruits contiennent beaucoup d'amidon ainsi que des fibres, des vitamines et des minéraux utiles. Les experts en nutrition disent que les glucides complexes sous forme d'aliments contenant de l'amidon devraient représenter 60 à 70 % des aliments consommés dans une journée, sous forme de pain de blé entier, de céréales, de grains entiers, de riz à grain entier, de pâtes brunes et de pommes de terre (surtout avec la peau) qui sont tous riches en fibres. Plus satisfaisants et bourratifs que les mêmes aliments à base de farine blanche, ils diminuent la tendance à trop manger. De plus, ils peuvent aider à combattre l'obésité et à maintenir un poids santé.

LES PROTÉINES

Les protéines sont les éléments de structure de l'organisme ; elles forment la base des cellules, des tissus et des organes. Les unités qui les composent s'appellent acides aminés et ils sont habituellement disposés en lignes pour former des molécules appelées polypeptides. Les protéines sont transformées par la digestion en acides aminés, la forme sous laquelle elles sont absorbées. Il existe vingt acides aminés de base qui peuvent être disposés dans un nombre considérable de façons différentes. La plupart des protéines sont constituées de plus d'une chaîne polypeptidique et l'organisme en renferme un grand nombre, chacune ayant une structure unique mais toutes étant fabriquées à partir des vingt acides aminés. En plus d'être des molécules structurales, les protéines sont utilisées par l'organisme, qui les emmagasine comme messagers (ex. les hormones), comme transporteurs (ex. la globine dans l'hémoglobine des globules rouges qui transportent l'oxygène) et comme catalyseurs de réactions biochimiques du métabolisme (ex. les enzymes).

L'organisme peut fabriquer douze des vingt acides aminés mais les autres, appelés acides aminés essentiels, doivent provenir des aliments. Les protéines se trouvent en grande quantité dans les aliments d'origine végétale et animale. Les sources végétales comprennent les fèves, les pois, les légumineuses, les grains entiers, les noix et les graines. La viande rouge, la volaille, le poisson, le lait, le fromage, le yogourt et les œufs sont les principales sources animales. La viande rouge, traditionnellement considérée comme une protéine de première classe, est une bonne source d'acides aminés essentiels et de fer. Les nutritionnistes recommandent cependant d'en limiter la consommation à une ou peut-être deux fois par semaine et de la remplacer par des aliments riches en protéines mais faibles en gras saturés (ex. les légumineuses, les fèves, les noix et les graines, les produits laitiers à faible teneur en gras, les poitrines de volaille). Les protéines devraient représenter 10 à 15 % de l'ensemble des calories prises en une journée ; seule une petite quantité est donc nécessaire à chaque repas. Les poissons gras tels que le maquereau, le hareng, les sardines, le saumon, la truite, le pilchard et le thon sont d'excellentes sources de protéines et de gras utile (voir ci-dessous). On devrait en consommer au moins deux à trois fois par semaine, car l'huile qu'ils contiennent protège contre les cardiopathies et quelques autres affections. Les pois et les fèves ne sont pas seulement de bonnes sources de protéines végétales mais ils aident à baisser la cholestérolémie.

LES GRAS

Les cellules végétales et animales renferment de grandes quantités de gras sous forme de composés organiques appelés lipides, qui remplissent plusieurs fonctions vitales. Ils constituent une importante réserve d'énergie, ayant deux fois la valeur calorique des glucides, et servent d'isolant et de rembourrage. Les gras renferment des molécules d'acides gras et, selon leur structure chimique, ils peuvent être saturés ou insaturés. Les gras saturés sont solides tandis que les gras insaturés ont une consistance plus molle ou plus liquide.

Les acides gras remplissent trois fonctions importantes dans l'organisme. Ils sont les composants vitaux de la membrane qui entoure toutes les sortes de cellules tissulaires et contrôlent le passage des substances aussi bien à l'intérieur qu'à l'extérieur des cellules. Les composés dérivés des acides gras servent d'hormones et de messagers chimiques à l'intérieur et entre les cellules, les tissus et les organes. Les acides gras sont emmagasinés (liés à d'autres molécules) à l'intérieur des cellules comme réserves de carburant qui peuvent être décomposées, lorsque c'est nécessaire, pour libérer de grandes quantités d'énergie.

L'exemple le plus connu de gras saturé est le cholestérol qui est fabriqué par le foie à partir des acides gras saturés. Le cholestérol est une substance essentielle puisqu'il est une composante des membranes cellulaires et qu'il joue un rôle dans la production d'hormones stéroïdes et de sels biliaires. Cependant, l'organisme est capable de fournir la quantité nécessaire de cholestérol à partir d'une faible ingestion alimentaire. Dans les pays occidentaux, l'alimentation est riche en gras saturés présents dans la viande rouge, les produits laitiers entiers et les œufs, mais ils sont encore plus nombreux dans la préparation des aliments industriels. De plus, la consommation d'aliments utiles riches en fibres qui peuvent se fixer au cholestérol tend à être faible. Donc, une trop grande quantité de cholestérol se retrouve en circulation dans le sang et si cette situation se prolonge, il existe des risques élevés d'encrassement et de blocage partiel des artères – athérosclérose. Ces conditions sont les principales responsables des cardiopathies, des crises cardiaques, des crises d'angine et des accidents vasculaires cérébraux, causes majeures d'invalidité et de mort prématurée reliées au vieillissement. Des études scientifiques ont révélé qu'un nombre alarmant d'enfants d'âge scolaire montre des signes évidents d'athérosclérose. Cela soulève une grande inquiétude car si aucun changement ne survient dans l'alimentation, les jeunes qui sont affectés seront à haut risque de cardiopathies et de maladies circulatoires à l'âge adulte.

Nous avons vu que les gras étaient essentiels pour la santé mais afin de prévenir la maladie et, de ce fait, de promouvoir la santé et la longévité, ils doivent faire partie du bon groupe. Les gras insaturés sont de deux types : polyinsaturés et monoinsaturés. Les gras polyinsaturés comprennent un groupe qui est désigné sous le nom d'acides gras essentiels parce que les êtres humains peuvent seulement les obtenir des aliments. Les bonnes sources de gras polyinsaturés sont les poissons gras (maquereau, saumon, truite, thon, hareng, sardines, anchois), les diverses huiles végétales (de carthame, de tournesol, de lin, de maïs, de pépin de raisin, de soja et de perilla) et aussi les graines de lin (de sésame, de tournesol, de noix, parmi tant d'autres). Les poissons gras protègent des cardiopathies et des études ont démontré que l'incidence de ces maladies était très faible chez les populations dont l'alimentation était riche en poissons gras, tels que les Japonais et les Inuits. Certaines huiles (de poisson, de lin, de perilla) ont des propriétés anti-inflammatoires et antiallergiques. En augmentant la consommation de ces huiles bénéfiques, ceux qui souffrent d'eczéma, de psoriasis, d'arthrite rhumatoïde et d'ostéoporose peuvent améliorer leur état. Ces huiles peuvent aussi diminuer le risque de contracter certaines formes de cancer (des ovaires et de l'intestin).

La consommation de gras utiles devrait correspondre à 25 % des calories prises en une journée et ne devrait pas excéder 30 %. Une alimentation très faible en gras ou sans gras n'est pas saine et aussi nocive qu'une alimentation trop riche en gras. Comme nous l'avons vu, la plupart des adultes en Occident consomment trop de gras, la plupart de ceux-ci se retrouvant dans les aliments industriels. Il est possible d'en réduire la quantité en buvant du lait écrémé ou semi-écrémé, en consommant des produits laitiers à faible teneur en gras, en privilégiant des modes de cuisson sans gras et en évitant le plus possible les aliments industriels prêts à être consommés. Il faut aussi comprendre que l'alimentation à elle seule ne peut pas protéger l'individu contre les cardiopathies, mais elle peut sensiblement en réduire les risques. Il est bien connu que les facteurs du mode de vie tels qu'un manque d'exercice et le tabagisme jouent aussi un rôle important, mais ces facteurs reposent sur le contrôle individuel et font partie de l'antivieillissement.

LES FIBRES

Les fibres se trouvent dans les parois des cellules végétales et sont aussi présentes en plus ou moins grande quantité dans tous les aliments à base de plantes autres que ceux qui ont été hautement raffinés par un processus. Dans les pays occidentaux, le manque de fibres alimentaires a été identifié comme une cause significative de troubles de la santé, puisqu'il est relié à un nombre de maladies et de pathologies graves. Certaines d'entre elles touchent directement l'appareil digestif tandis que d'autres affectent les autres systèmes et organes du corps humain. Une carence en fibres alimentaires peut donc avoir de graves conséquences.

Les maladies comprennent :

1 Digestives – cancer de l'intestin (cancer du gros intestin, du côlon et du rectum), constipation, diverticulose.
2 Cardiopathies et troubles circulatoires dus à une trop grande consommation de gras saturés – athérosclérose, veines variqueuses.
3 Autres – un des facteurs alimentaires contribuant au développement de l'obésité, de pierres au rein (certaines formes), de pierres à la vessie et de diabète sucré.

Ces pathologies sont rares chez les personnes qui ont une alimentation riche en fibres, qui consomment des aliments à base de grains entiers, principalement d'origine végétale. Les fibres, aussi connues sous le nom de fibres alimentaires, se présentent sous différentes formes selon la nature de la plante mère. Une des formes les plus omniprésentes est la cellulose, qui est le principal constituant de la paroi cellulaire des plantes. Les sources alimentaires les plus courantes sont les aliments contenant des céréales entières tels que la farine et le pain de blé entier, les pâtes complètes et le riz brun (qui comporte l'enveloppe). La cellulose est une fibre insoluble, c'est-à-dire qu'elle ne se décompose pas dans l'eau. Elle peut se lier à l'eau et ajouter du volume aux produits de déchets de la digestion, encourageant le fonctionnement efficace du transit intestinal. D'autres formes de fibres telles que les pectines (dans les fruits, les peaux d'agrumes et les légumes) et les hémicelluloses (dans les céréales d'avoine, les graines, les pois, les fèves, les céréales, les légumes et les fruits) sont solubles dans l'eau. Elles ont des effets semblables à de la gélatine, peuvent se lier au cholestérol et aux excédents de sels biliaires et ralentissent le relâchement des aliments dans l'estomac, laissant plus de temps aux nutriments pour être décomposés et absorbés. Les hémicelluloses sont des sources importantes d'acides gras utiles, fournissent de l'énergie aux cellules qui tapissent le côlon et semblent avoir des propriétés anticancérigènes. Le porridge (préparé à partir de l'avoine) est une forme bien connue d'hémicellulose. Il a été démontré que le fait de consommer un bol de porridge au petit déjeuner fournissait une bonne source d'énergie soutenue et diminuait de beaucoup la cholestérolémie.

Les effets sur la santé et l'antivieillissement que produit la consommation d'une grande variété de fibres alimentaires peut se résumer ainsi :

1 La présence de fibres nécessite une meilleure mastication et, de ce fait, on mange plus lentement. Cela produit un effet de satiété plus rapide, évitant ainsi de trop manger et de prendre du poids. Donc, consommer beaucoup de fibres est une

façon utile de contrôler les calories et de diminuer les risques d'obésité.

2 Une forte proportion de fibres retarde le passage des aliments de l'estomac dans les intestins, devenant ainsi un processus graduel. Cela diminue les hausses du taux de sucre dans le sang qui ont tendance à se produire pendant la digestion, ayant pour résultat une provision d'énergie plus soutenue. Il est important d'éviter les hausses de sucre dans le sang dans le traitement et la prévention du diabète sucré, un type de diabète relié à la vieillesse.

3 Les fibres alimentaires favorisent la libération des enzymes pancréatiques et des hormones qui sont vitales pour la digestion et d'autres processus métaboliques.

4 Les fibres solubles aident à diminuer les taux de cholestérolémie. Cela est important dans la prévention des cardiopathies et des troubles circulatoires reliés à la vieillesse.

5 De nombreuses fibres assurent le travail efficace du transit intestinal, favorisant la régularité par l'absorption d'eau et fournissant un volume et un poids. Les risques de constipation et le développement de diverticules et d'hémorroïdes sont diminués, deux affections qui sont reliées à la vieillesse. Un transit intestinal qui travaille avec efficacité assure que les substances antioxydantes nuisibles qui peuvent avoir été ingérées, telles que des contaminants chimiques, sont rapidement éliminées dans les selles.

6 Une grande quantité de fibres alimentaires favorise la croissance de bactéries utiles acidophiles dans le côlon aux dépens d'espèces nuisibles qui produisent des endotoxines. Les acidophiles sont capables de faire fermenter en partie les aliments digérés, fournissant à l'organisme des acides gras utiles qui sont utilisés par le foie. L'énergie est aussi disponible pour les cellules qui tapissent le côlon. Certains des acides gras produits, surtout le butyrate, ont démontré qu'ils possédaient des propriétés anticancérigènes.

7 L'augmentation de la quantité de fibres solubles dans l'alimentation est une forme de traitement doux et utile pour le syndrome du côlon irritable.

8 Quelques autres formes de fibres, y compris les mucilages (qu'on trouve dans les graines et les fèves), les pectines et les fibres contenues dans les algues (ex. agar dans certaines algues marines) aident à éliminer les contaminants métalliques lourds nuisibles et d'autres toxines en empêchant leur absorption par l'organisme. Cela est particulièrement important du fait que ces substances sont une source de radicaux libres qui causent dans l'organisme des dommages nuisibles reliés à l'âge.

Comme nous pouvons le voir, une alimentation riche en fibres joue un rôle important dans l'antivieillissement car elle préserve la bonne santé à la vieillesse et prévient les maladies. En général, un adulte devrait essayer de consommer environ 30 g (10 oz) de fibres chaque jour, ce qui est facile à réaliser en consommant des céréales, du pain de blé entier, du riz brun ou des pâtes, des fruits, des légumes et des salades. Un minimum de cinq portions de fruits et de légumes par jour sont nécessaires pour une bonne santé. Les légumineuses telles que les lentilles, les pois et les fèves sont aussi riches en fibres tout en étant de bonnes sources de protéines.

Certaines précautions doivent être prises en ce qui concerne le son de blé qui peut être un irritant et jouer un rôle dans les intolérances et les allergies alimentaires. Le son de blé pur, pris en trop grande quantité, peut entraver l'absorption des minéraux et des vitamines qui, dans les cas extrêmes, peut entraîner des déficiences. Les gens qui souffrent du syndrome du côlon irritable peuvent devoir faire des essais pour trouver une forme de fibres utile qui ne déclenchera pas de crise.

LES VITAMINES

Les vitamines sont un groupe de substances organiques qui sont requises en petites quantités dans l'alimentation pour maintenir une bonne santé. Elles jouent un rôle dans un grand nombre de processus métaboliques, incluant la croissance et la réparation des tissus et des organes, l'utilisation des aliments et le fonctionnement des systèmes immunitaire, nerveux, circulatoire et hormonal.

Les vitamines se divisent en deux groupes – les vitamines liposolubles et les vitamines hydrosolubles. Les vitamines liposolubles comprennent les vitamines A, D, E et K. Les vitamines hydrosolubles sont les vitamines C (acide ascorbique) et du groupe B. Un manque d'une vitamine en particulier, surtout s'il est prolongé, peut entraîner le développement de maladies de carence. Les vitamines hydrosolubles se dissolvent dans l'eau et ne peuvent pas être emmagasinées dans l'organisme, mais elle doivent provenir de l'alimentation prise sur une base quotidienne. Tout excès est simplement éliminé. Les vitamines liposolubles (incluant les vitamines D et K sous toute réserve) s'obtiennent aussi de l'alimentation, mais tout excès peut être emmagasiné par le foie. De ce fait, elles sont nécessaires sur une base régulière afin de maintenir les réserves de l'organisme. Cependant, une prise excessive de certaines vitamines liposolubles, surtout les vitamines A et D (qui peuvent provenir d'une trop grande quantité de suppléments) est dangereuse et peut avoir des effets toxiques à cause de leur accumulation dans le foie.

Les vitamines sont impliquées dans une telle variété de fonctions qu'elles détiennent inévitablement d'importantes propriétés antivieillissement. Plus important encore, certaines vitamines possèdent une activité antioxydante directe, se fixant d'elles-mêmes aux radicaux libres et empêchant les dommages cellulaires qu'on croit être si critiques à la vieillesse. Afin d'apprécier pleinement l'importance des vitamines, il vaut la peine de les examiner un peu plus en détail.

La vitamine A

La vitamine A est une vitamine liposoluble qui joue un rôle vital dans le maintien de la santé des couches épithéliales de la peau et des muqueuses, afin qu'elles fonctionnent efficacement et qu'elles produisent leurs sécrétions. Ce sont des surfaces protectrices qui forment une barrière contre les particules et les substances potentiellement nuisibles. Il a aussi été démontré que la vitamine améliorait la réponse immunitaire en augmentant le nombre de cellules qui luttent contre les infections et les tumeurs. Elle est aussi nécessaire dans la fabrication de la rhodopsine ou du pourpre rétinien, un pigment photosensible qui est essentiel pour la vision dans la lumière tamisée. De bonnes sources de vitamine A sont les oranges, les légumes et les fruits jaunes, surtout les carottes, les pêches et les abricots, ainsi que les légumes verts, les œufs, les produits laitiers entiers, le foie et les huiles de poisson.

En fait, les fruits et les légumes que nous venons d'énumérer contiennent des substances végétales appelées carotènes ou caroténoïdes. Certaines de ces substances, telles que le bêta-carotène, l'une des plus connues, sont les précurseurs de la vitamine A, c'est-à-dire qu'elles sont converties en vitamines à l'intérieur de l'organisme. Le rétinol ou la vitamine A elle-même se trouve en quantités particulièrement concentrées dans le foie et les huiles de poisson et, avec les caroténoïdes, elle possède des propriétés antioxydantes et antivieillissement.

Une déficience en vitamine A entraîne la cécité nocturne ainsi qu'une détérioration de la santé des muqueuses. Elle peut entraîner une respiration plus rapide, des infections d'oreilles et une sécheresse de la peau avec d'autres prédispositions aux infections de la peau et des cheveux ternes, sans vie. Un manque de vitamine A soutenu chez les enfants implique des problèmes de croissance et de développement tandis que les adultes peuvent souffrir d'une perte de poids et d'asthénie. On croit que la vitamine A possède des propriétés anticancérigènes et qu'elle protégerait éventuellement contre les cancers du côlon, de la vessie, de la muqueuse de l'estomac et du larynx. Il semble qu'une bonne quantité de vitamine A (prise avec les vitamines C et E) contribue à prévenir les dégradations de la vision reliées à l'âge. Il faut cependant éviter de prendre une trop grande quantité de vitamine A, comme nous l'avons souligné ci-dessus. Par exemple, vous ne devriez pas prendre deux suppléments contenant des doses complètes de cette vitamine.

La vitamine B1

La vitamine B1 (thiamine ou aneurine) fait partie du groupe des vitamines hydrosolubles. Elle est impliquée dans le métabolisme des glucides et la provision d'énergie vitale ainsi que dans le fonctionnement sain du système nerveux et des muscles. Elle joue un rôle dans les mécanismes qui combattent la douleur et éventuellement dans le fonctionnement intellectuel. Les bonnes sources de vitamine B1 se trouvent dans une grande variété d'aliments dont les céréales entières, les pommes de terre, le riz brun, la levure, les légumineuses, les légumes verts, les œufs, les produits laitiers, le foie, les rognons, la viande, la volaille et le poisson. Une légère déficience cause des troubles digestifs, des vomissements, de la constipation, de la fatigue, de l'irritabilité et des manques de mémoire. Une carence prolongée de thiamine cause le développement de maladies de carence, le béribéri, qui survient principalement dans les pays où le principal aliment est le riz poli. Il y a une inflammation des nerfs, de la fièvre, des troubles respiratoires, des palpitations et, dans les cas sérieux, des arrêts cardiaques et la mort.

La vitamine B2

La vitamine B2 (riboflavine) est aussi impliquée dans le métabolisme des glucides (au niveau des réactions des enzymes dans les cellules) et dans la provision d'énergie. Elle aide aussi à maintenir la santé des muqueuses et de la peau et joue donc un rôle dans les mécanismes de défense de première ligne de l'organisme. Tout comme la thiamine (B1), il s'agit d'une vitamine hydrosoluble et on la trouve dans une variété semblable d'aliments. Un manque de vitamine B2 peut entraîner une langue et des lèvres sensibles, irritées, une peau et un cuir chevelu secs et une possibilité de nervosité, de tremblements, de vertiges et d'insomnie.

La vitamine B3

La vitamine B3 (niacine, acide nicotinique) est une vitamine hydrosoluble qui contribue au maintien d'une circulation sanguine saine ainsi qu'au fonctionnement du système nerveux et des glandes surrénales. Les bonnes sources comprennent la plupart des céréales (à l'exclusion du maïs), les noix, les pois, les fèves, la levure, les œufs, les produits laitiers, les fruits secs, les artichauts, la viande, les rognons, le foie et la volaille. Une déficience en vitamine B3 entraîne une série de symptômes – les vomissements, la diarrhée, la perte d'appétit, des ulcères d'estomac, des dermatites, de l'irritabilité, de la dépression, de la fatigue et de l'insomnie. Dans les cas plus sérieux, une maladie de carence (la pellagre) se déclare ; les symptômes cités ci-dessus sont alors accompagnés de démence. La pellagre survient habituellement chez les gens qui ont surtout une alimentation à base de maïs avec un manque de protéines animales et de produits laitiers.

La vitamine B5

La vitamine B5 (acide pantothénique) joue un rôle dans les métabolismes des glucides et des gras, les réserves d'énergie, le fonctionnement des glandes surrénales (glandes produisant des hormones très importantes) et l'entretien des systèmes nerveux et immunitaire. Cette vitamine hydrosoluble, qui se trouve en grande quantité dans tous les types d'aliments, est aussi fabriquée dans l'intestin. Il est rare de rencontrer une déficience en vitamine B5, mais un faible taux peut être associé à un mauvais fonctionnement de la glande surrénale qui, surtout en périodes de stress, peut produire des symptômes de fatigue, de l'insomnie, des maux de tête, des vomissements et des douleurs abdominales et, de plus, jouer un rôle dans le développement de l'ostéoarthrite.

La vitamine B6

La vitamine B6 (pyrodixine) est une autre vitamine hydrosoluble qu'on trouve en grande quantité dans beaucoup d'aliments. Elle contribue au métabolisme de certains acides aminés et à la production d'anticorps par le système immunitaire. Elle joue aussi un rôle dans les métabolismes des glucides et des gras et dans la fabrication des globules rouges. Il est rare de rencontrer une déficience en vitamine B6, mais un faible taux peut être associé à l'inhibition du système immunitaire et au développement de l'athérosclérose.

La vitamine B9

La vitamine B9 (acide folique) est nécessaire au bon fonctionnement de la vitamine B12 lors de la production de globules rouges ainsi que dans le métabolisme des glucides, des gras et des protéines. Elle est hydrosoluble et les bonnes sources comprennent le foie, les rognons, les légumes verts, la levure, les fruits, les fèves et les légumineuses, les céréales entières et le germe de blé. Une carence en acide folique est très fréquente et produit divers degrés d'anémie accompagnée de symptômes de fatigue, de l'insomnie, des manques de mémoire et de l'irritabilité. Une bonne quantité d'acide folique est importante pour les femmes qui tentent d'enfanter et pour le maintien d'une grossesse saine, c'est la raison pour laquelle des suppléments sont normalement prescrits dans de telles circonstances. Une carence en acide folique est fréquente chez les femmes qui sont atteintes de dysplasie cervicale (anormalité des cellules de l'utérus, qui est une prédisposition au cancer) et chez celles qui prennent des contraceptifs oraux. On remarque aussi souvent un manque d'acide folique chez les gens qui souffrent de maladies mentales, de dépression, de la maladie de Crohn et de colites ulcéreuses. On trouve souvent de faibles taux d'acide folique chez les personnes âgées.

Le complexe vitaminique B

Le complexe vitaminique B (biotine) est une vitamine hydrosoluble qui participe au métabolisme des gras, y compris la production du glucose lorsqu'il n'y a pas de glucides disponibles. Elle fonctionne conjointement avec l'insuline, malgré son mode d'opération indépendant, et peut être importante dans le traitement des diabètes. Les bonnes sources de biotine comprennent le jaune d'œuf, le foie, les rognons, le blé et l'avoine, la levure et les noix. Elle est aussi synthétisée par une bactérie de l'intestin. Il est rare de rencontrer une carence du complexe vitaminique B chez les adultes, mais chez les jeunes enfants, cela peut causer des croûtes de lait (dermatite séborrhéique).

La vitamine B12

La vitamine B12 (cyanocobalamine, méthyl-cobalamine) est nécessaire pour le bon fonctionnement de l'acide folique. Elle est aussi importante dans la production de matériel génétique (acides nucléiques) et dans le maintien des gaines de myéline graisseuses qui entourent les fibres nerveuses et qui sont essentielles pour leur fonctionnement. Elle participe à la production de globules rouges, dans les métabolismes des protéines, des glucides et des gras et au maintien de la santé des cellules. C'est une vitamine hydrosoluble qui est dérivée de sources animales – jaunes d'œufs, produits laitiers, viande, foie, rognons et poisson, mais qui est souvent ajoutée aux céréales pour déjeuner (fortifiées). Les taux de vitamine B12 dans le sang sont souvent bas chez les gens qui souffrent de la maladie d'Alzheimer et de quelques autres formes de maladies psychiatriques. Une carence en vitamine B12 entraîne de l'anémie, mais il s'agit souvent d'une mauvaise absorption de la vitamine plutôt que d'un manque dans l'alimentation. Afin que la vitamine soit absorbée, les cellules sécrétoires de l'estomac doivent produire une substance connue comme un facteur intrinsèque et de l'acide hydrochlorique. Une défectuosité de ce mécanisme peut entraîner le développement d'une anémie pernicieuse qui se soigne par des injections de vitamine B12 dans le sang. Une carence alimentaire en vitamine B12, si elle est soutenue, peut entraîner la dégénération du système nerveux ayant comme symptômes des fourmillements et des engourdissements dans les membres, une perte de sensation et de quelques réflexes, un manque de coordination, un trouble de l'élocution, de la confusion, de l'irritabilité et de la dépression. Il y a aussi de la pâleur, de la fatigue, un manque de souffle et une arythmie cardiaque causés par l'anémie.

On croit que la vitamine B12 possède des propriétés antivieillissement particulières en ce qui concerne la protection des cellules nerveuses et du cerveau contre les dommages causés par les radicaux libres. L'homocystéine est un acide aminé qui est synthétisé naturellement par l'organisme. En fortes concentrations, on croit maintenant qu'il est un facteur causal des cardiopathies, de l'ostéoporose et de l'arthrite. On pense que la vitamine B12 aide à neutraliser les effets de l'homocystéine, aidant ainsi à prévenir le développement de maladies. Plusieurs chercheurs croient qu'une alimentation riche en vitamine B12 et en autres vitamines B, y compris la pyroxidine (B6) et l'acide folique (B9), ne fait pas que protéger contre les cardiopathies et les maladies circulatoires, mais aide à préserver les facultés intellectuelles. Cette protection est donnée d'au moins trois façons : en assurant que les artères demeurent saines afin que le cerveau puisse recevoir beaucoup de sang, d'oxygène et de nutriments ; en influençant directement la santé des cellules nerveuses et en neutralisant les effets de l'homocystéine.

La vitamine C

La vitamine C (acide ascorbique) est une des vitamines les plus familières dont l'importance pour la santé a fait ses preuves depuis longtemps. Elle joue un rôle vital dans le maintien des parois cellulaires et du tissu conjonctif et est aussi essentielle pour la santé des vaisseaux sanguins, de la peau, du cartilage, des tendons, des ligaments, des gencives et des revêtements de surface. Elle encourage la fixation et l'absorption du fer et joue un rôle essentiel dans le bon fonctionnement du système immunitaire, ayant des propriétés antivirales et anti-infectieuses. Elle favorise la cicatrisation des plaies et soutient le fonctionnement des glandes surrénales, surtout en périodes de stress. Elle participe au métabolisme des gras et au contrôle de la cholestérolémie et, de ce fait, joue un rôle significatif dans la prévention de l'athérosclérose.

Les taux de vitamine C dans le sang sont souvent faibles chez les gens qui souffrent d'asthme, de dysplasie cervicale (cellules anormales dans l'utérus ou le col de l'utérus), de la maladie de Crohn, d'hypertension et de fistule. Les taux de vitamine C dans le liquide (humeur aqueuse) et le cristallin des yeux chez l'être humain sont normalement élevés, mais ils sont bas chez les gens qui souffrent de cataractes. À cause de ses effets sur le cartilage et les tissus conjonctifs, on croit qu'une carence en vitamine C est un facteur qui contribue au développement et à la progression de l'ostéoartrite. De plus, la vitamine C est vitale dans la prévention des maladies des gencives et dans la réparation des blessures des tissus mous.

La vitamine C est instable et hydrosoluble, et les taux baissent rapidement si les aliments ne sont pas consommés immédiatement ou s'ils sont soumis à la chaleur, à la lumière et à la cuisson. Les meilleures sources sont les fruits frais (surtout les agrumes, les baies noires et rouges, les raisins, les kiwis, les papayes, les pêches, les nectarines et les mangues) et les légumes (ex. les pommes de terre, les tomates, les légumes à feuilles verts, les choux de Bruxelles et les poivrons rouges). Une carence en vitamine C prolongée et sérieuse entraîne le développement du scorbut, dont les symptômes comprennent le saignement des gencives, le déchaussement des dents, des saignements sous la peau et dans les articulations, des ulcères, de l'anémie, de la fatigue, de la confusion, une perte de la masse musculaire et de la force et de la diarrhée. Les principaux organes sont éventuellement touchés et la mort s'ensuit – une fin fréquente à bord des navires dans les premiers temps de la colonisation. Il est rare de rencontrer un scorbut sévère, mais quelques symptômes de la maladie sont parfois rapportés chez les gens qui ont une alimentation très pauvre.

La vitamine C est reconnue pour ses propriétés antioxydantes vitales qui combattent les radicaux libres impliqués dans le processus du vieillissement. On la retrouve en grande quantité dans les aliments qui protègent contre certains cancers, les cardiopathies et quelques autres affections. Certaines personnes prennent de fortes doses de vitamine C, croyant se protéger ainsi contre la grippe, même si cela n'a pas été scientifiquement prouvé. L'excès de vitamine C est excrété et il est évident que de fortes doses sous forme de supplément peuvent entraîner quelques maux chez les personnes sensibles. Ce n'est pas la même chose que la consommation de nombreux aliments contenant de fortes doses de vitamine C qui est importante tant pour assurer une alimentation saine que pour entreprendre un plan antivieillissement.

La vitamine D

La vitamine D est une vitamine liposoluble qui est produite dans l'organisme par l'action du soleil sur la peau sous la forme de cholécalciférol. La vitamine D est vitale dans le contrôle des taux de calcium dans le sang, favorisant une absorption accrue du minéral à partir des intestins de sorte qu'il y ait un bon apport pour la production et la réparation des os et des dents. La vitamine D encourage aussi la prise de phosphore qui est aussi important pour la santé des os, des dents et des muscles. Les bonnes sources alimentaires de vitamine D sont les poissons gras tels que le maquereau, les sardines, le saumon, le thon, le hareng fumé et le hareng, les jaunes d'œufs, le foie, les produits laitiers entiers, le lait évaporé et les aliments fortifiés, surtout la margarine et les céréales pour petits déjeuners.

La vitamine D est transformée par le foie en une forme plus efficace et il semble que, dans certains cas, c'est ce mécanisme qui fait défaut plutôt qu'une déficience en alimentation. Les taux sont souvent faibles chez les gens qui souffrent de la maladie de Crohn et de colite ulcéreuse et parmi les gens des communautés ethniques qui se couvrent entièrement sous le soleil et qui ont une alimentation pauvre en vitamine D. Une légère déficience cause la carie dentaire, le ramollissement des os, des crampes musculaires et de la faiblesse. Une carence sévère et prolongée entraîne le rachitisme chez les enfants et l'ostéomalacie chez les adultes. Ces affections sont caractérisées par des os mous qui se courbent, entraînant des difformités et des risques de fractures. Il n'est pas recommandé de prendre de la vitamine D de son propre gré, car elle fait partie des vitamines qui ont des effets toxiques si elles sont prises en fortes doses. Les gens ayant une exposition normale au soleil fabriquent suffisamment de vitamine D pour un an et obtiennent aussi des suppléments des aliments.

La vitamine E

La vitamine E consiste en un groupe de composés liposolubles appelés tocophérols qui se trouvent en grande quantité dans une variété d'aliments. Les bonnes sources alimentaires comprennent les noix et les graines, les huiles végétales, les légumes verts, les œufs, les céréales et les grains entiers, les légumineuses, les produits à base de soja et la margarine. La vitamine E contribue au maintien de la santé des globules rouges et des membranes cellulaires ainsi qu'à la résistance aux infections, et elle joue un rôle dans la coagulation du sang. Elle possède une activité antioxydante qui a fait ses preuves et on croit qu'elle protège contre l'athérosclérose, certains cancers, les cardiopathies et les crises cardiaques. Il est rare de rencontrer une carence en vitamine E, mais un tel cas peut entraîner une peau et des cheveux malsains et être un facteur déterminant dans certaines fausses couches et certains cas d'hypertrophie de la prostate chez les hommes.

Des experts en antivieillissement considèrent que la vitamine E est l'un des micronutriments les plus importants et recommandent généralement de prendre des suppléments en plus de consommer des aliments naturellement riches en cette vitamine.

La vitamine K

La vitamine K (ménadione) est une vitamine liposoluble qui est essentielle à la coagulation du sang. Elle est fabriquée par les bactéries naturellement présentes dans le gros intestin. On la trouve aussi dans le foie, les rognons, les légumes verts tels que le brocoli, les épinards et les choux de Bruxelles, les algues, le germe de blé et les œufs. Il est rare de rencontrer une déficience en vitamine K chez les personnes en bonne santé, mais on l'a remarquée chez les personnes qui souffraient de colites ulcéreuses et de la maladie de Crohn. Elle peut rarement survenir lorsque de fortes doses d'antibiotiques sont administrées sur une base prolongée car ces derniers peuvent déstabiliser l'équilibre bactérien naturel dans l'estomac. Les symptômes comprennent des saignements de nez et des saignements sous-cutanés.

Quelques experts en antivieillissement croient que la vitamine K est plus importante qu'il n'y paraît car elle a souvent fait ses preuves dans la prévention des effets reliés à l'âge, et ils recommandent d'en prendre sous forme de suppléments.

Le résumé sur les vitamines

On peut voir que la plupart des vitamines ont plusieurs fonctions qui sont essentielles pour le maintien d'une bonne santé et la prévention de maladies. Plusieurs des fonctions dans lesquelles elles sont impliquées sont reliées au processus antivieillissement et une bonne alimentation riche en vitamines est indispensable à tout âge pour préserver la santé. Les vitamines B12, C, E et K sont considérées comme les plus importantes en ce qui a trait à l'antivieillissement. Les nutritionnistes recommandent habituellement aux gens en santé de combler leurs besoins vitaminiques à partir des aliments et, il ne faut pas être surpris, il s'agirait là du moyen le plus efficace pour l'organisme. Des suppléments peuvent cependant être utiles dans plusieurs circonstances et peuvent être recommandés, ex. pendant les périodes de maladie ou de convalescence et à la vieillesse, lorsque l'absorption des nutriments par l'estomac est compromise. Les spécialistes en antivieillissement sont plus enclins à plaider en faveur de l'utilisation de suppléments vitaminiques, surtout ceux qui sont listés ci-dessus, pour les avantages particuliers qu'ils offrent dans la lutte contre les effets reliés à l'âge.

LES MINÉRAUX

Les minéraux sont présents dans les roches et les métaux mais aussi dans tout ce qui est vivant et ils jouent un rôle vital dans plusieurs processus métaboliques. Quelques-uns d'entre eux, notamment le calcium et le phosphore, sont présents en quantités significatives dans l'organisme humain, principalement dans les os et les dents. D'autres, par exemple le fer, l'iode et le sodium, s'y trouvent en quantités infimes mais sont des substances essentielles pour la santé. Les minéraux qui sont nécessaires seulement en quantités minimes sont appelés oligoéléments. Comme pour les vitamines, le manque d'un minéral en particulier peut entraîner une maladie de carence prenant l'apparence d'un ensemble de symptômes qui peuvent se développer sur une longue période. Les effets d'une telle carence peuvent être très complexes dans certains cas et peuvent provenir soit d'une conséquence directe d'une insuffisance alimentaire, soit d'une mauvaise absorption du minéral ou de quelque autre dérèglement de l'organisme.

Comme nous l'avons souligné ci-dessus, les minéraux jouent un rôle dans de nombreux processus métaboliques, y compris ceux qui luttent contre la maladie et les effets du vieillissement. Certains ont des effets antioxydants directs tandis que d'autres travaillent indirectement, étant nécessaires au fonctionnement des vitamines, des enzymes et des hormones. Ces dernières années, les spécialistes en santé ont de plus en plus reconnu l'importance des minéraux, mais le rôle important qu'ils jouent est probablement moins bien apprécié que celui des vitamines. C'est pourquoi il vaut la peine d'examiner leur rôle un peu plus en détail.

Le sodium

Le sodium qui provient de l'alimentation sous la forme de sel (chlorure de sodium) est essentiel en infimes quantités pour le bon fonctionnement des nerfs et comme composant vital des liquides cellulaires et interstitiels. La quantité nécessaire s'obtient déjà à partir d'aliments naturels dont la plupart contiennent des traces de sel sans besoin d'en ajouter. Le problème des Occidentaux réside dans la consommation excessive d'aliments industriels qui sont très salés, pouvant mener à de sérieux problèmes de santé, dont les cardiopathies et les maladies circulatoires, l'hypertension et les maladies rénales. Ces pathologies sont souvent reliées à l'âge et il est important de se rendre compte qu'on peut facilement éliminer un des facteurs de risque impliqué dans leur développement en évitant tout simplement d'ajouter du sel aux aliments pendant la cuisson ou à table. Il est aussi possible d'exercer un contrôle en évitant de consommer trop d'aliments industriels ou, du moins, en choisissant ceux qui sont pauvres en sel et en vérifiant les étiquettes. Plusieurs personnes (et animaux) aiment le goût du sel qui peut rehausser la saveur des aliments et agir comme un agent de conservation. Cependant, le goût du salé est une habitude acquise qui peut se perdre avec un peu de persévérance. L'utilisation de fines herbes fraîches ou séchées pour remplacer le sel ajoute de l'intérêt à la cuisine et plusieurs d'entre elles possèdent des effets antioxydants et des propriétés antivieillissement (voir remèdes à base de plantes, page 179). Lors d'un repas salé, plusieurs verres d'eau devraient être bus pour diluer les effets du sel et faciliter le travail des reins.

Le potassium

Le potassium est une composante vitale des liquides cellulaires et interstitiels ; il aide à maintenir l'équilibre entre les électrolytes et l'eau et est aussi essentiel au fonctionnement des nerfs. L'équilibre entre les taux de potassium et de sodium dans l'organisme peut être très significatif dans le développement de certaines maladies et affections. Par exemple, un ratio faible en potassium riche en sodium est un facteur dans le développement de l'hypertension et du stress. Une carence en potassium entraîne la perte d'appétit et la maladie, le gonflement, une faiblesse musculaire, la soif et des sensations de fourmillements. Une chute de pression peut mener à de légers maux de tête et, dans les cas rares très graves, à l'inconscience et au coma. Une alimentation normale variée devrait contenir suffisamment de potassium même si les taux sont souvent peu élevés dans les aliments hautement traités.

Le calcium

Le calcium, présent en quantités significatives chez l'être humain, constitue environ 2 % de la masse totale et est entièrement concentré dans les os et les dents. Il est essentiel à la croissance et à la réparation du squelette et des dents, et il est particulièrement important pour la croissance des enfants et pour les femmes enceintes, ménopausées et postménopausées de s'assurer que leur alimentation en contienne suffisamment.

La capture et l'utilisation du calcium sont contrôlées par la vitamine D, mais le minéral doit d'abord être décomposé par l'acide gastrique sous une forme utilisable. La situation peut être très compliquée en ce qui concerne le développement et la progression d'affections reliées au calcium et cela peut être totalement indépendant de la consommation d'aliments contenant ce minéral. Par exemple, on a souvent remarqué chez les gens atteints d'ostéoporose, de faibles taux d'acide gastrique et la forme la plus puissante de vitamine D plutôt qu'un manque alimentaire de calcium. De plus, les gens qui souffrent de la maladie de Crohn ou du syndrome du côlon irritable peuvent manquer de calcium à cause d'une déficience en vitamine D. D'un autre côté, certaines personnes souffrant d'hypertension ont démontré qu'elles consommaient peu de calcium dans leur alimentation. Une carence en calcium, qui est peu fréquente chez ceux qui sont en bonne santé et qui ont une alimentation variée normale, entraîne le rachitisme chez les enfants et l'ostéomalacie chez les adultes (voir vitamine D, page 80).

Les aliments riches en calcium comprennent le lait et les produits laitiers, le poisson, la farine, le pain et les céréales fortifiées. Les spécialistes en antivieillissement recommandent des suppléments de calcium aux femmes âgées et à celles qui risquent de souffrir d'ostéoporose à cause du rôle vital que ce minéral joue dans le maintien de la santé des os.

Le fer

Le fer est une composante essentielle de l'hémoglobine, le composé respiratoire dans les globules rouges qui transporte l'oxygène des poumons aux tissus et le dioxyde de carbone dans l'autre direction. Les aliments riches en fer comprennent la viande rouge, le foie, les rognons, les jaunes d'œufs, le cacao, les noix, les légumes verts, surtout les épinards, les fruits séchés, les légumineuses, la farine et les céréales fortifiées. Le fer est plus facilement absorbé de la viande mais son assimilation est aussi facilitée par la consommation de beaucoup de vitamine C. Une carence en fer entraîne de l'anémie, produisant des symptômes de fatigue, de manque de souffle, de sensation de froid, d'étourdissements, de pâleur et éventuellement de gonflement des chevilles, de perte de poids et de tachycardie. Cependant, plusieurs affections médicales et maladies peuvent aussi provoquer une anémie, qui n'est pas produite par un manque de fer dans l'alimentation. Il est très fréquent de rencontrer une légère anémie, surtout chez les femmes, et elle peut facilement passer inaperçue. Quelle qu'en soit la cause, les suppléments de fer sont habituellement prescrits à toute personne ayant un diagnostic médical d'anémie et il est donné d'office aux femmes enceintes et à celles qui viennent d'accoucher. Les experts en antivieillissement croient que les suppléments de fer devraient être évités à moins qu'ils aient été prescrits pour des raisons médicales. On croit que des surplus de fer dans le sang (obtenus des suppléments plutôt que de l'alimentation) peuvent déclencher les attaques de radicaux libres et, de ce fait, accélérer le processus du vieillissement.

Le phosphore

Le phosphore, présent dans l'organisme en quantités considérables, compte pour environ 1 % de la masse totale et est concentré dans les os et les dents où il joue un rôle vital au plan de la croissance, de la réparation et de l'entretien. Le phosphore est aussi essentiel dans le mécanisme de l'énergie, l'activité musculaire et le fonctionnement de certains enzymes. Il affecte l'absorption d'autres éléments et composés du petit intestin et l'approvisionnement de l'organisme est entièrement renouvelé tous les deux ou trois ans. Il est rare de trouver une carence en phosphore chez ceux qui ont une alimentation normale et variée puisque ce minéral se trouve en grandes quantités dans les aliments, mais il est surtout concentré dans les produits animaliers. En fait, dans les pays occidentaux, on risque de rencontrer davantage le problème inverse, une prise excessive de fer, à cause de la grande consommation de viande et de produits laitiers au détriment d'une alimentation à base de végétaux. Une prise élevée de phosphore peut diminuer ou empêcher l'absorption de fer, de calcium, de zinc et de magnésium, et peut être un facteur dans l'incidence de l'ostéoporose et d'un nombre d'autres affections. Adopter une alimentation saine devrait assurer que l'ingestion de phosphore est correcte plutôt qu'excessive et des suppléments ne sont habituellement pas recommandés.

Le magnésium

Le magnésium est nécessaire pour la croissance, la réparation et le maintien des os et des dents, le fonctionnement efficace des nerfs et des muscles et pour les processus du métabolisme impliquant certains enzymes. Il joue aussi un rôle dans le fonctionnement des vitamines B1 et B12. Le magnésium se trouve en grande quantité dans plusieurs aliments, incluant les légumes verts, les céréales, les grains entiers, la viande, le lait et les produits laitiers, les œufs, les crustacés, les noix et les légumineuses. Une carence en magnésium (qui ne devrait normalement pas exister chez ceux qui ont une alimentation variée) entraîne de l'anxiété, de l'insomnie, des crampes, des tremblements, des palpitations et la perte d'appétit et de poids. Des taux faibles de magnésium peuvent éventuellement être décelés dans bon nombre de maladies et d'affections incluant l'hypertension et l'ostéoporose. Les spécialistes en antivieillissement peuvent recommander des suppléments de magnésium comme partie intégrante d'un plan de traitement pour le contrôle de ces affections.

L'iode

L'iode est une substance vitale pour le bon fonctionnement de la glande thyroïde et est présent dans deux hormones thyroïdiennes qui sont essentielles pour la régulation du métabolisme et la croissance. Il est présent en grande quantité dans les algues, les fruits de mer et les légumes et les fruits qui ont poussé dans un sol riche en iode. De même, les animaux qui ont brouté l'herbe de sols riches en iode incorporent le minéral à leurs muscles (viande).

Il est relativement rare de rencontrer une carence en iode parce qu'il est ajouté au sel de table et de cuisson et qu'il est présent dans les aliments fibreux comme le pain et les céréales. Un manque d'iode entraîne un goitre, l'hypertrophie de la glande thyroïde, produisant une masse dans le cou et causant des symptômes de fatigue, de ralentissement du métabolisme, de faiblesse et de gain de poids. Une carence en iode combinée à l'hyperthyroïdisme peut être associée à la fibrose kystique de la poitrine et, dans certains cas, au cancer du sein. Des suppléments ne sont pas considérés comme étant nécessaires sauf sur avis médical.

Le manganèse

Le manganèse est essentiel pour l'activité de bien des enzymes et des réactions du métabolisme. Il contribue aussi au fonctionnement des nerfs et des muscles et à la croissance et la réparation du squelette. C'est un cofacteur dans une enzyme vitale du métabolisme du glucose et quelques personnes atteintes de diabète sucré et d'arthrite rhumatoïde ont démontré une carence de ce minéral. Il est nécessaire pour l'activité d'une enzyme appelée (manganèse) superoxyde dismutase (SOD) qui a une activité antioxydante importante et est offerte sous forme de supplément. Le manganèse se trouve en grandes quantités dans beaucoup d'aliments mais surtout dans les grains entiers, les noix, les céréales, les avocats, les légumineuses et le thé, et il est habituellement rare de rencontrer une carence en manganèse. Il n'est pas recommandé de le prendre en suppléments, car un surplus peut être nuisible et entraîner des incapacités d'apprentissage et des effets sur le système nerveux central.

Le cuivre

Le cuivre participe à l'activité de bien des enzymes et des fonctions métaboliques ainsi qu'à la production des globules rouges et du tissu conjonctif. Il est nécessaire pour la croissance et la réparation des os et contribue au métabolisme des gras. L'importance de l'équilibre zinc-cuivre a fait ses preuves dans le développement de quelques affections, car les deux minéraux peuvent se faire concurrence jusqu'à un certain point. Il est rare de rencontrer une carence en cuivre mais un manque de ce minéral peut être un facteur dans le développement d'affections reliées au vieillissement, de l'athérosclérose et de l'ostéoarthrite. Une carence réduit le nombre de globules blancs affaiblissant de ce fait l'immunité, et peut entraîner de la diarrhée et des changements dans la pilosité. On trouve du cuivre en grande quantité dans beaucoup d'aliments mais les sources riches sont surtout les coquillages, les noix, le foie, les rognons et le cacao. Il n'est pas recommandé de prendre des suppléments de cuivre ; un surplus peut être nuisible et peut être relié aux problèmes d'articulation, aux difficultés d'apprentissage et à une prédisposition accrue aux maladies des gencives. Le port de bracelets de cuivre peut cependant aider certaines personnes qui souffrent d'arthrite rhumatoïde.

Le chrome

Le chrome est important dans une variété d'activités du métabolisme, surtout dans l'utilisation et l'accumulation des sucres et des gras. Il contribue à l'activité de l'insuline, à la tolérance au glucose dans les diabètes et au fonctionnement du système immunitaire. Le chrome est aussi nécessaire pour le bon fonctionnement des muscles volontaires qui font bouger les os et les articulations.

Le chrome se trouve dans les aliments entiers, non raffinés, y compris la farine de blé entier, les grains entiers, les céréales, la levure de bière, les noix, la viande, le foie, les rognons, les légumes, les champignons et les fruits frais. Les taux dans l'organisme baissent naturellement avec l'âge et quelques chercheurs croient que cela peut avoir un lien avec le diabète de l'adulte et le processus du vieillissement relié à une baisse de l'immunité. Une carence en chrome peut entraîner de l'irritabilité et de la dépression, des oublis et des troubles du sommeil. Le chrome est offert en suppléments et il peut être recommandé par des spécialistes en antivieillissement. Par contre, les diabétiques ne devraient pas en prendre (ni tout autre supplément d'ailleurs) sans avis médical.

Le souffre

Le souffre joue un rôle dans le métabolisme des acides aminés et la fabrication des protéines, ce qui le rend important pour les composantes structurales de l'organisme – les os, les dents, les ongles et la peau. On croit que la méthonine et la cystéine, des amino-acides contenant du souffre, sont impliquées dans la longévité chez l'être humain (voir glutathione, la SAMe/S-Adénosylméthionine ci-dessous) et les taux de ces substances naturelles antivieillissement tendent à diminuer avec l'âge. Il est rare de rencontrer une carence en souffre. Les bonnes sources alimentaires sont les œufs, la viande, le foie, les légumineuses, l'ail, les oignons, les noix, la levure de bière, le poisson et les produits laitiers.

Le strontium

La composition du strontium ressemble à celle du calcium et, tout comme ce minéral, on le trouve concentré dans les os et les dents. Le strontium se trouve naturellement dans le lait et les produits laitiers et aide à assurer la solidité des os. Il peut aussi être bénéfique dans le traitement de l'ostéoporose.

Le bore

On croit que le bore joue un rôle dans l'utilisation du calcium et dans l'activité de la vitamine D et des œstrogènes. On pense qu'il est nécessaire à la transformation de la vitamine D en sa forme la plus puissante et active qui se produit dans les reins. Les bonnes sources de ce minéral sont les légumes et les fruits frais. Il peut être bénéfique dans le traitement de l'ostéoporose. Il n'est habituellement pas recommandé de prendre des suppléments car le bore peut être toxique à hautes doses.

Le sélénium

Le sélénium est un minéral qui a acquis une reconnaissance ces dernières années pour son activité antioxydante puissante, surtout lorsqu'il est associé à la vitamine E. Le sélénium est le cofacteur nécessaire pour l'activité de la glutathione peroxydase (GPX), une enzyme qui efface les radicaux libres. Il joue aussi un rôle dans le fonctionnement du système immunitaire, diminuant la formation de certaines prostaglandines (produits chimiques semblables à une hormone) et de leucotriens (composés qu'on trouve dans les globules blancs) qui participent aux réactions inflammatoires et allergiques. Le sélénium assure aussi le bon fonctionnement du foie. On remarque chez beaucoup de gens une carence alimentaire de cet important minéral antivieillissement. De bonnes sources sont les noix du Brésil, les grains et les céréales entiers, les coquillages, le flétan, le thon, les jaunes d'œufs, les rognons, le foie, l'ail, les radis et la levure. Comme supplément, le sélénium pris avec la vitamine E peut être bénéfique dans le traitement de divers troubles, y compris l'acné, le psoriasis, la dysplasie de l'utérus (précancer de l'utérus), le cancer de la peau, l'arthrite rhumatoïde, les blessures des tissus mous et les maladie des gencives. On croit aussi qu'il joue un rôle protecteur et utile dans la prévention et le traitement des cardiopathies et une carence peut avoir des effets sur le cœur et la circulation sanguine. On le trouve facilement sous forme de supplément, et il est des plus utiles dans l'arsenal antivieillissement.

Le zinc

Le zinc est essentiel pour le fonctionnement de nombreux enzymes et contribue énormément aux processus du métabolisme. Il est nécessaire pour l'utilisation de la vitamine A et vital dans le fonctionnement du système immunitaire. C'est un agent antiviral qui participe à la cicatrisation des plaies et qui possède une activité antioxydante importante. Il joue un rôle essentiel dans le métabolisme de l'insuline et le contrôle des taux de sucre dans le sang. Une carence en zinc entraîne beaucoup d'effets dont une croissance et un développement physique lents, un retard des facultés intellectuelles et une lente cicatrisation des plaies. Il est fréquent de rencontrer une carence en zinc chez les gens qui souffrent d'affections médicales telles que la maladie de Crohn, une maladie des gencives et l'hypothyroïdisme. On croit que ce minéral est impliqué dans la prédisposition aux infections virales et éventuellement dans le développement du diabète sucré. On le trouve en grandes quantités dans beaucoup d'aliments mais les bonnes sources sont surtout les coquillages, en particulier les huîtres, les jaunes d'œufs, le foie, la viande, les grains et les céréales entiers, la farine de blé entier, les graines et les noix. Offert sous forme de suppléments, il figure parmi les produits qui pourraient être recommandés par les spécialistes en antivieillissement.

Le résumé des minéraux

On peut remarquer que les vitamines et les minéraux ont de nombreux pouvoirs dans l'organisme humain qui impliquent des interactions complexes, des ramifications qui ne sont pas encore entièrement comprises dans tous les cas. Ils sont importants dans le maintien d'une bonne santé et dans la lutte contre les affections et les effets reliés au vieillissement. Il est intéressant de noter qu'on les trouve en grande quantité dans une variété d'aliments naturels d'origine aussi bien animale que végétale.

De récents sondages ont laissé supposer que les végétariens vivent, en moyenne, un an de plus que ceux qui consomment de la viande et du poisson mais le vrai tableau peut être plus complexe qu'il n'y paraît au premier abord. Tout dépend de ce que les groupes de gens qui ont fait partie de l'étude consomment et à quelle fréquence. L'évidence des bénéfices sur la santé (et la longévité) des poissons gras par exemple est écrasante et, comme nous avons pu le voir dans ces pages, on ne peut nier que la viande rouge maigre contient des vitamines, des minéraux et des protéines utiles.

Il serait intéressant de savoir si les études ont comparé des gens qui consommaient beaucoup de viande (et de ce fait du cholestérol), peut-être au détriment de beaucoup de fruits et de légumes, avec des vrais végétariens. Ou si ces études ont comparé des végétariens avec des non-végétariens mais ayant une alimentation saine antivieillissement basée en grande partie sur des aliments entiers qui incluent les poissons gras, le poulet et une faible consommation de viande maigre. La dernière hypothèse donnerait un tableau plus exact de la véritable situation en regard de la longévité et du végétarisme, et ce type d'étude devrait peut-être dorénavant être adopté. Il ne fait aucun doute (d'après l'étude de la dentition) que l'être humain a évolué en tant qu'omnivore et qu'une alimentation qui contient du poisson et du poulet aussi bien que beaucoup de légumes, de fruits, de céréales, de noix, de graines et de légumineuses est compatible avec une alimentation saine et l'antivieillissement.

LES SUPERSUBSTANCES

Quelques experts croient qu'il existe un groupe de supersubstances qui sont surtout efficaces dans la neutralisation des effets du vieillissement et qui valent la peine d'être mentionnées. De nouvelles substances sont recherchées et étudiées et d'autres pourraient être ajoutées à ce groupe élite dans l'avenir. Les supersubstances qui suivent méritent une attention particulière si l'antivieillissement vous intéresse.

Les carotènes

Les carotènes sont des substances organiques naturelles qui contiennent des caroténoïdes, les pigments orange, jaunes ou rouges qu'on trouve souvent dans les végétaux et dans quelques tissus animaux (ex. le jaune d'œuf, le gras du lait). De quarante à cinquante caroténoïdes ayant été étudiés peuvent être convertis en vitamine A et sont les précurseurs de la provitamine A. De plus, de nombreux carotènes, dont l'exemple le plus connu est le bêta-carotène, ont démontré qu'ils avaient une activité antioxydante puissante. Les carotènes sont naturellement déposés dans les tissus de l'organisme et dans la glande pituitaire qui, comme nous l'avons vu, est un organe important du système immunitaire. Il existe un nombre croissant d'évidences qui laissent entendre que la concentration de carotènes à l'intérieur de l'organisme, avec les enzymes antioxydants qui surviennent naturellement, sont des facteurs déterminants dans la durée de vie chez les mammifères, y compris les êtres humains. Il est connu que les taux de ces substances protectrices baissent naturellement avec l'âge, mais peut-être que ceux qui vivent longtemps maintiennent de plus fortes concentrations dans leurs tissus que ceux qui vivent moins longtemps. Il a été démontré qu'une alimentation riche en carotènes élevait le degré de ces nutriments dans les tissus, augmentant ainsi leur disponibilité antioxydante. Les meilleures sources sont les carottes, les légumes verts à feuilles tels que les brocolis et les épinards, les betteraves, les patates douces, les courges, les citrouilles, les légumes colorés. Une bonne ingestion de carotènes aide à protéger l'organisme contre certaines formes de cancer et soutient le système immunitaire dans sa lutte contre l'infection (voir aussi Les radicaux libres et les antioxydants dans Pourquoi vieillissons-nous?, page 21).

Les flavonoïdes

Les flavonoïdes sont un groupe de pigments végétaux naturels qu'on trouve en grande quantité dans les fruits et les légumes verts. Ce sont les antioxidants connus les plus puissants, ayant l'habileté de contrer les radicaux libres, mais ils semblent aussi avoir d'autres propriétés antivieillissement. Les flavonoïdes semblent avoir des propriétés anticancérigènes, antivirales, antiallergènes et anti-inflammatoires et certains ont aussi une activité de type hormonal. Ils protègent le cœur, la circulation sanguine et la peau. On a découvert que certains d'entre eux posséderaient une affinité particulière pour certains tissus. Plusieurs milliers de flavonoïdes ont été identifiés et étudiés, surtout ceux à partir de végétaux dont l'utilisation en médecine traditionnelle remonte à bien longtemps et dont l'efficacité tend à être approuvée plutôt que désapprouvée par les études scientifiques.

Les flavonoïdes forment un très grand groupe de substances qui ont des effets variés. Les anticyanidines qu'on trouve dans les baies très colorées, surtout les canneberges, les myrtilles (bleuets), les cerises, les mûres, les fraises, les framboises et les raisins, sont particulièrement importants. Les spécialistes en antivieillissement recommandent de consommer ces fruits le plus souvent possible – au moins une fois par semaine. Les isoflavones sont un autre groupe important, dont certains ont une activité hormonale naturelle. À part les fruits mentionnés ci-dessus, les sources de flavonoïdes comprennent les légumes verts (tels que le brocoli), les agrumes, les pommes, les mangues, les grenades, les graines, les tomates (y compris les tomates cuites et sous forme concentrée comme la sauce tomate), les fines herbes (ex. le thym, la marjolaine, le basilic, l'origan), l'ail, les oignons. Notons aussi le vin rouge (pas plus de deux petits verres par jour), le thé et le thé vert, les jus de fruits (canneberge et raisin), le lait de soja et les produits à base de fèves de soja.

On peut se rendre compte qu'il est important d'avoir une alimentation riche en fruits et en légumes non seulement pour l'apport en vitamines, en minéraux et en fibres mais aussi pour protéger l'organisme contre la maladie et les effets du vieillissement.

La glutathione

La glutathione est un antioxydant naturel synthétisé à l'intérieur de l'organisme à partir de certains acides aminés, qui a attiré une attention particulière de la part des spécialistes en antivieillissement. Cela s'explique par le fait que, tandis que les taux sont normalement bas chez les personnes âgées et chez les malades chroniques, ceux qui vivent longtemps maintiennent une plus forte concentration de cette substance dans leur sang. La glutathione est offerte comme supplément mais les bonnes sources naturelles sont, une fois de plus, les légumes et les fruits frais, même si elle est facilement détruite lors de la cuisson. Les carottes, les tomates, le brocoli, les pommes de terre, les épinards, les asperges, les avocats, la pastèque et la viande rouge sont tous des sources particulièrement utiles.

La co-enzyme Q10

La co-enzyme Q10 est une enzyme antioxydante naturelle qui se trouve dans la plupart des cellules et des tissus humains et qui joue un rôle vital dans le métabolisme de l'énergie. Les taux de cette co-enzyme commencent à baisser vers l'âge mûr et on croit qu'elle peut aider à protéger le cœur et le système immunitaire. Les bonnes sources de cette substance sont les poissons gras (ex. le maquereau, les sardines, le hareng, le thon, le saumon, la truite), les noix (ex. les noix de Grenoble, les amandes, les noix du Brésil), les fèves soja, les produits à base de soja et les légumes verts, surtout les épinards. Elle est aussi offerte en supplément et devient de plus en plus populaire dans la prévention d'affections reliées au vieillissement.

La carnosine

La carnosine est un composé dipeptide (protéine) formé de deux molécules amino-acides, portant le nom chimique bêta-ananyl-L-histidine. On la trouve naturellement dans les muscles, le cerveau, les nerfs et le cristallin et elle mérite une mention spéciale car il s'agit d'une des substances les plus intéressantes et les plus passionnantes du domaine de l'antivieillissement. Il est exact de dire qu'on commence à peine à réaliser son plein potentiel. Même si la carnosine est connue depuis de nombreuses années, ce n'est que récemment que des études scientifiques ont commencé à révéler ses propriétés incroyables.

La carnosine est un antioxydant puissant qui semble augmenter l'activité contre les radicaux libres dans plusieurs organes différents, incluant le cerveau, le cœur, l'estomac et le foie. Elle a d'importants effets dans les muscles et pendant des exercices difficiles, elle ralentit l'accumulation d'acide lactique et permet aux muscles de travailler plus longtemps sans se fatiguer. Ses propriétés antioxydantes sont surtout importantes dans cette dernière situation, car l'exercice produit des radicaux libres pendant l'oxydation. La carnosine stimule le système immunitaire en augmentant la longévité des granulocytes neutrophiles (les globules blancs qui dévorent les bactéries) et, de ce fait, elle est impliquée dans la lutte contre l'infection. Elle favorise aussi la sécrétion de substances chimiques appelées interleukines qui sont directement impliquées dans la réponse immunitaire. Il a aussi été démontré qu'elle favorisait la cicatrisation des plaies.

Dans la maladie d'Alzheimer, il se crée dans le cerveau des patients une accumulation de plaques de matériaux endommagés, non naturels. La bêta-amyloïde est une des substances responsables de ces dommages cellulaires. La carnosine semble avoir un effet protecteur, aidant à bloquer l'action de la bêta-amyloïde, et son potentiel dans la prévention et le traitement de la démence suscite un intérêt de plus en plus grand.

En conséquence d'un métabolisme normal, un processus appelé glycosylation survient, lequel implique les molécules de sucre aldéhydes qui réagissent avec les acides aminés des protéines. Cela crée la production de protéines réticulaires anormales et inefficaces et la production de produits nocifs, les AGE : produits terminaux de glycosylation avancée. Les protéines qui sont endommagées comprennent les molécules vitales telles que les enzymes et l'ADN. Chez les gens plus jeunes, les AGE sont rapidement éliminés, mais on pense qu'avec l'âge, ce processus devient moins efficace. On croit que l'accumulation d'AGE et des protéines réticulaires serait responsable de plusieurs affections reliées à la vieillesse. Ces affections comprennent quelques cancers, les maladies artérielles, les diabètes, les cataractes, les maladies rénales, les troubles du système immunitaire, les problèmes de peau, les lésions aux nerfs, la maladie d'Alzheimer et une coagulation anormale du sang. La carnosine désactive quelques-unes des voies biochimiques qui causent la réticulation et la production des AGE, aidant de ce fait à protéger l'organisme contre leurs effets nocifs. Elle agit aussi contre quelques autres substances toxiques et nocives telles que l'aldéhyde et elle est capable de chélater les ions métalliques toxiques. La chélation est une réaction qui implique une molécule organique (dans ce cas, la carnosine) qui se joint à un ion métallique toxique non désiré pour produire un composé à anneau fermé inoffensif qui peut être éliminé par l'organisme.

Dans les expériences en laboratoire, les cultures de fibroblastes humains (un type de cellule trouvée dans le tissu conjonctif) ont été traitées avec de la carnosine et on a découvert que cela augmentait leur espérance de vie de 20 %. Cela signifie que les cellules continuaient de se diviser et qu'elles fonctionnaient en deçà du moment où elles devaient normalement être mortes. Si le même effet se produit sur toutes les cellules de l'organisme, la carnosine pourrait en fait être capable de favoriser la longévité. La carnosine a déjà été utilisée avec succès (en gouttes oculaires) pour traiter le glaucome et elle pourrait très bien s'avérer utile dans la prévention et le traitement de la cataracte et d'autres affections des yeux reliées à la vieillesse.

La carnosine est fabriquée sous forme de supplément mais elle est encore peu utilisée et peu connue.

Quelques spécialistes en antivieillissement croient qu'elle deviendra l'un des produits-clés pour promouvoir une longue vie active et saine à cause de ses capacités à multiples actions. Les bonnes sources alimentaires de carnosine sont la volaille et la viande rouge maigre. Si vous n'êtes pas végétarien, il peut être valable de consommer au moins beaucoup d'aliments mentionnés ci-dessus jusqu'à ce que des suppléments soient plus facilement accessibles.

Les phospholipides

Les phospholipides – la lécithine (l'iode phosphatidique ou phosphatidylcholine et la phosphatidyl sérine) sont des substances organiques naturelles qui contiennent deux acides gras et du phosphate, tous deux possédant des propriétés pour attirer l'eau et pour la repousser. À cause de cette dernière propriété, les phospholipides forment volontiers des structures semblables aux membranes et grâce aux doubles couches, ils forment un constituant important des membranes cellulaires animales et végétales. Un des phospholipides les mieux connus est la lécithine qui se trouve déjà dans les membranes des cellules vivantes. C'est aussi une composante de la bile (un liquide gastrique) et elle agit comme agent tensioactif dans les poumons, réduisant la surface de tension. La lécithine et son équivalent, la phosphatidylcholine, apportent des effets bénéfiques au cerveau, au système nerveux et à la peau, lors de l'absorption de quelques vitamines et pour le contrôle de la cholestéronémie. Les bonnes sources comprennent les fèves de soja, le maïs, les noix, le blé entier, le germe de blé, les jaunes d'œufs et le foie. Elle est aussi offerte comme supplément alimentaire et les types les plus utiles à prendre devraient contenir au moins 30 % de phosphatidylcholine.

La phosphatidylcholine-sérine (PS) est un phospholipide naturel apparenté qui a démontré des effets positifs sur la mémoire et les facultés mentales lors d'études scientifiques. Les fèves de soja et les produits dérivés contiennent quelques PS mais les meilleures sources sont les cerveaux des animaux. Bien entendu, cela ne figure plus dans l'alimentation générale et il est peu probable qu'ils y fassent un retour! Cependant, les PS sont offerts en suppléments qui sont préparés à partir de fèves de soja et qui peuvent être pris pour améliorer la mémoire et les facultés intellectuelles.

L'acide lipoïque alpha

L'acide lipoïque alpha ou ALA est une substance semblable à une vitamine qui est synthétisée naturellement par l'organisme. Il joue deux rôles essentiels dans l'organisme : premièrement, il s'agit d'une coenzyme vitale dans le cycle des réactions biochimiques qui alimentent toutes les cellules en énergie. Deuxièmement, c'est un antioxydant puissant qui est unique en son genre, car il est à la fois hydrosoluble et liposoluble (en comparaison avec d'autres vitamines) en plus d'avoir une activité à large rayonnement dans l'organisme. Non seulement il s'agit d'un antioxydant puissant en soi, mais il possède aussi la capacité de revigorer d'autres antioxydants, y compris les formes de vitamines C et E, de coenzyme Q10 et de glutathione.

L'acide lipoïque alpha a été utilisé pendant plusieurs années pour traiter les diabètes d'adultes. On a aussi découvert qu'il était utile dans le traitement de la cirrhose du foie, de la cataracte, du glaucome, des cardiopathies, des lésions nerveuses et des empoisonnements aux métaux lourds. Il a fait ses preuves au niveau du foie en aidant à la détoxication, surtout dans les cas de métaux lourds toxiques. Plus récemment, l'ALA s'est montré utile dans le traitement des infections au HIV et au SIDA.

On croit que l'organisme fabrique suffisamment d'ALA pour des fins normales mais que durant la vieillesse ou dans les cas de maladies, la quantité est insuffisante pour empêcher les détériorations. L'ALA se trouve dans la viande rouge, le foie, les pommes de terre, la levure de bière, mais il est habituellement pris sous forme de supplément. Utilisé depuis de nombreuses années, on le considère sans aucun danger et il ne produit aucun effet secondaire significatif. Des suppléments peuvent cependant entrer en conflit avec l'utilisation naturelle de certaines vitamines dans le cas d'affections particulières. Cela explique pourquoi les suppléments d'ALA ne sont pas recommandés, sauf sur avis médical.

L'ALIMENTATION EST LA MEILLEURE DES MÉDECINES

Nous espérons que ces pages ont aidé le lecteur à comprendre l'importance de l'alimentation dans la santé et dans le soutien des processus antivieillissement. Nous devons tous nous alimenter et la plupart des gens ont le privilège de pouvoir faire des choix dans leur alimentation. La plupart des nutritionnistes croient que les aliments que nous consommons sont la meilleure façon d'obtenir les substances antivieillissement utiles dont nous avons discuté – un moyen qui est accessible à tous. Des experts en antivieillissement préconisent certainement l'utilisation de suppléments, mais certains d'entre eux, comme nous l'avons vu, sont aussi présents dans les aliments. À la longue, les suppléments peuvent revenir cher mais en choisissant l'alimentation la plus utile à tout âge, vous pouvez en réduire la consommation et ne prendre que ceux qui sont les plus bénéfiques et, nous l'espérons, les plus abordables.

L'EAU DE VIE

Avant de passer à un autre sujet, il est utile de jeter un œil au rôle essentiel de l'eau dans le maintien d'une bonne santé et dans la prévention de certaines affections reliées au vieillissement. Il peut être difficile d'accepter que tous les organismes vivants, y compris les êtres humains, ont une chose en commun : ils sont principalement composés d'eau. En fait, l'organisme humain est constitué d'environ 60 % d'eau qui doit être continuellement remplacée car elle est constamment perdue. L'eau s'élimine naturellement par la respiration, la transpiration et l'urine, et davantage pendant les temps chauds. Elle est une composante essentielle des tissus, des liquides lubrifiants et du sang, et est nécessaire à presque tous les processus de l'organisme, incluant la digestion et l'élimination des déchets. En fonction de sa taille et de son poids, un adulte d'âge moyen a besoin d'environ trois litres d'eau par jour. La plupart (62 %) doit être pris sous forme de liquide tandis que le reste est un apport contenu dans les aliments et une petite quantité fournie par les processus métaboliques.

L'eau est essentielle à la vie ; tandis que nous pouvons survivre deux à trois semaines sans nourriture, nous mourrons en quelques jours sans eau. Des experts en santé recommandent de boire six à huit verres d'eau naturelle chaque jour, en plus des autres boissons. On estime que beaucoup de gens ne boivent pas la quantité nécessaire de liquide et sont, de ce fait, légèrement déshydratés la plupart du temps. Les symptômes qui peuvent en découler sont les maux de tête, l'irritabilité et des oublis, en plus de créer une tension sur les reins. Il faut être particulièrement vigilant à la vieillesse, car il semble que la sensation d'avoir soif ne fonctionne pas aussi efficacement que chez les plus jeunes ; beaucoup de personnes âgées ne boivent donc pas suffisamment.

Boire beaucoup d'eau naturelle aide à diminuer les risques de pierres au rein et d'infections urinaires. Dans le cas où une infection se déclarerait (ce que bien des femmes expérimentent dans leur vie), boire beaucoup d'eau aide à éliminer les organismes qui en sont responsables. Chacun devrait boire plus d'eau pendant la saison chaude pour compenser la perte accrue par la transpiration. Boire beaucoup d'eau, surtout en petites gorgées fréquentes, est particulièrement important pour ceux qui souffrent de troubles de l'estomac car la diarrhée et les vomissements sont une autre cause de déshydratation.

L'EXERCICE

Nous passons maintenant à la deuxième partie de la vie sur laquelle nous avons tous un contrôle individuel qui nous permet, si nous en faisons bon usage, de mettre toutes les chances de notre côté pour nous assurer de mener une longue vie active et en santé. Les professionnels de la santé s'entendent tous sur les bénéfices qu'apporte un exercice régulier et les spécialistes en antivieillissement ne font pas exception. En fonction de l'âge, ils peuvent cependant recommander certaines formes d'exercice qui sont particulièrement efficaces.

L'exercice physique régulier est vital tout au long de la vie pour aider à maintenir une bonne santé. Il aide aussi à brûler le surplus de calories ingérées et à réduire la probabilité qu'elles soient converties en gras. L'exercice entraîne le cœur afin de renforcer ses fibres musculaires et de lui permettre de pomper un plus grand volume de sang à chaque battement, rendant de ce fait la circulation sanguine plus efficace. Il est possible d'y parvenir en faisant sur une base régulière des exercices (aérobie) d'intensité moyenne permettant d'élever les fréquences cardiaque et respiratoire. Au début, la durée de ces exercices devrait être d'environ 20 minutes, 3 fois par semaine, puis être augmentée à mesure que la forme physique s'améliore. Les sortes d'exercice comprennent la marche rapide, le cyclisme, la danse, les sports, etc., et il est préférable que l'exercice régulier fasse partie intégrante de la vie du jeune adulte et qu'il soit ensuite poursuivi, à un niveau moins intense, à l'âge adulte et à la vieillesse. En ce qui concerne la santé, ce type d'exercice offre plusieurs bénéfices. Au repos, le rythme des battements cardiaques ralentit et la circulation sanguine est plus efficace, la pression artérielle diminue et le taux du métabolisme de base est élevé. Cela signifie que l'organisme utilise plus de calories même lorsqu'il est au repos, diminuant de ce fait la probabilité de prendre du poids.

D'autres formes d'exercice, surtout ceux comportant des poids et altères, pompent le calcium dans les os et aident à maintenir leur densité et leur force. Cela s'est avéré particulièrement bénéfique pour des personnes d'âge mûr et des personnes âgées, car l'exercice baisse sensiblement le taux auquel la densité osseuse diminue, réduisant les risques de fractures associées à l'ostéoporose. Le dernier bénéfice, mais pas le moindre, est que l'exercice confère une sensation de bien-être et encourage un sommeil réparateur et un appétit sain. Beaucoup de gens ont entendu parler de l'état d'euphorie que l'exercice faisait vivre aux athlètes, qu'on croit être causé par une libération dans le cerveau de produits chimiques semblables aux opiacés naturels, appelés endorphines. Cependant, vous n'avez pas besoin d'être un athlète émérite pour expérimenter le facteur de bien-être qui est associé à l'exercice. Pour tous les gens, même ceux qui souffrent de quelque trouble et désordre chroniques, faire de l'exercice dans les limites de leur capacité les aide à se sentir mieux et il ne faut pas oublier non plus que l'exercice est recommandé pour soigner les dépressions.

La découverte du soi est un autre bénéfice important de l'exercice, qui n'est pas souvent considéré à sa juste valeur. De nombreuses personnes, pour une raison ou pour une autre, parfois même contre leur gré, se sont décidées un jour à pratiquer un exercice physique et se sont surprises à aimer ça. Il va sans dire que beaucoup d'activités physiques mènent à la formation de nouvelles amitiés et au développement d'une vie sociale. Comme nous le verrons plus loin, ces facteurs psychologiques jouent un rôle important dans l'antivieillissement. Certaines disciplines physiques orientales combinent parfaitement ces facteurs physiques, psychologiques et spirituels et sont hautement bénéfiques pour ceux qui adoptent un mode de vie antivieillissement.

En résumé, différentes formes d'exercice et d'activités ont des effets bénéfiques aussi bien sur la santé physique que psychologique, aidant à maintenir un esprit vif dans un corps sain. L'exercice améliore la santé du corps de trois façons principales.

LA FORME PHYSIQUE, LA RÉSISTANCE ET L'ENDURANCE

La forme physique, la résistance et l'endurance sont nécessaires pour tenir pendant une période d'exercice intense sans devoir s'arrêter parce que les battements cardiaques s'accélèrent et que le souffle vient à manquer. Cela doit se faire progressivement par un programme d'exercices qui améliore régulièrement le rythme cardiaque, la circulation sanguine, les poumons et la respiration, en commençant par de courtes séances d'activité physique moyennement intenses d'environ 15 à 20 minutes, 3 fois par semaine. Après une période d'entraînement d'environ trois semaines, on remarque déjà une amélioration de la forme physique alors que les exercices semblent plus faciles à exécuter qu'au début. Il est alors possible de prolonger la séance ou d'augmenter le nombre d'exercices. La marche rapide, le jogging, le cyclisme, la danse, la natation intensive, plusieurs sports et diverses activités journalières qui impliquent un travail physique amélioreront aussi la forme physique.

LA FLEXIBILITÉ

La flexibilité est l'habileté des articulations et des muscles à faire tous les mouvements – flexion et redressement, étirement, rotation et torsion – avec souplesse et facilité et sans aucune résistance ni inconfort. Il existe de nombreuses formes d'exercice qui exercent cette fonction, y compris certaines disciplines orientales. Des flexions, des étirements et une certaine détente devraient être pratiqués avant et après avoir effectué des activités et des sports intenses pour amoindrir les risques de blessures ou de crampes. Les exercices de cette catégorie sont aussi un choix idéal pour les personnes âgées.

LE TONUS

Des exercices de force et l'utilisation de poids permettent de tonifier et de raffermir la musculature du corps, entraînant une augmentation de la masse musculaire et une amélioration de la posture. Les exercices et les activités mentionnés ci-dessus jouent aussi un rôle et on a remarqué l'importance du lever de poids pour maintenir la force. Certaines conditions médicales excluent cependant l'utilisation de poids et il est essentiel de faire preuve de prudence et de travailler sous supervision, surtout lorsqu'on utilise de l'équipement de gymnastique.

COMMENCER UN PROGRAMME D'EXERCICES

Il est recommandé à toute personne âgée de plus de 35 ans, qui souffre d'embonpoint ou encore qui a été inactive pendant un certain temps, de passer une visite médicale avant d'entreprendre toute forme d'exercice physique intense.

Les personnes souffrant aussi d'une affection connue ou de toute autre forme d'invalidité devraient toujours consulter leur médecin pour s'assurer que l'exercice leur convient. Quel que soit l'âge, tout est fonction de santé et de condition physique, et la règle d'or consiste à être honnête avec soi-même et à faire appel au bon sens. Il est inutile de réserver un terrain de squash si vous n'avez jamais pratiqué de sport. Par contre, si vous avez soixante-dix ans et que vous aimez marcher en montagne, vous n'aurez probablement pas à subir d'examen médical avant de partir en randonnée par un beau dimanche après-midi.

Ne faites pas d'exercice immédiatement après avoir mangé copieusement. Environ trois heures avant le début d'une activité, il est préférable de prendre un repas avec féculents qui vous fournira beaucoup d'énergie et de boire beaucoup d'eau avant, durant et après l'exercice. Ne faites pas d'exercice si vous vous sentez fiévreux ou souffrant ; une telle attitude ne fait que mettre de la pression sur le système, retarder la guérison, sans parler du danger que vous pouvez encourir. Écoutez votre corps et arrêtez si vous ressentez un inconfort ou une douleur ou si vous peinez pour retrouver votre souffle. Cela signifie que vous tentez d'en faire trop, trop vite.

Pour l'activité choisie, assurez-vous de toujours porter l'équipement complet, de bonne qualité et bien ajusté. Bien des blessures étant reliées à un mauvais équipement ; il est important d'en évaluer les coûts avant de se lancer dans un nouveau sport. Souvenez-vous cependant qu'il est possible d'entreprendre facilement et à peu de frais un programme d'exercices bénéfique pour la santé et l'antivieillissement et qu'il n'existe aucune excuse pour ne pas s'y mettre !

LE MOMENT APPROPRIÉ POUR FAIRE DE L'EXERCICE

La plupart des gens reconnaissent le besoin d'entreprendre un programme d'exercice physique, mais plusieurs ont de la difficulté à l'inclure dans leur horaire, faute de temps libre. Certaines personnes (surtout des hommes) commettent donc l'erreur de se lancer corps et âme dans un exercice intense et rigoureux, sans prendre auparavant le temps de se remettre en forme. Cela peut être dangereux s'ils souffrent d'une affection non diagnostiquée, telle qu'une cardiopathie, et occasionner facilement des blessures aux tissus mous lorsque les muscles et les articulations sont soudainement soumis à un stress inaccoutumé, sans parler de l'insatisfaction qui en découle, car il est peu probable que la personne qui agit ainsi réussisse l'activité du premier coup. Découragée, elle risque de retourner à ses anciennes habitudes et de continuer à faire peu d'exercice ou pas du tout. Donc, comme nous l'avons vu, une autre règle importante est de se préparer à faire de l'exercice afin de commencer lentement et de savourer pleinement les petites améliorations que vous remarquerez au plan de votre santé. Bien des gens ne se rendent pas compte que de petits ajustements dans la routine quotidienne et le mode de vie peuvent faire toute une différence.

Ceux qui acceptent de faire la part des choses découvrent qu'ils peuvent inclure un peu d'exercice physique dans leur horaire sans le perturber outre mesure. Utiliser les escaliers plutôt que l'ascenseur au travail ou garer la voiture plus loin afin de faire une marche rapide ou de courir peuvent suffire. Des mesures aussi simples ont un effet bénéfique tout comme les activités ménagères de routine, telles que monter les escaliers d'un bon pas, passer l'aspirateur, tondre la pelouse (avec une tondeuse manuelle), jardiner et tout ce qui implique des mouvements physiques énergiques et une dépense d'énergie.

Ces activités élémentaires fournissent déjà une bonne base que vous pouvez améliorer en marchant aussi souvent que vous le pouvez. Assurez-vous de marcher parfois d'un pas vif et à grandes enjambées ; c'est ce qu'il y a de mieux pour améliorer la forme physique. Peut-être désirerez-vous prolonger vos marches, accroître leur degré de difficulté ou entreprendre autre chose. La natation, par exemple, est un excellent sport pour la forme physique, qui peut s'exercer à peu de frais. Avec la marche, ces exercices conviennent aux gens de tout âge.

LES EXERCICES ORIENTAUX

Les techniques d'exercices orientaux sont particulièrement utiles pour contrer le vieillissement pour diverses raisons : elles conviennent aux gens de tout âge et peuvent se poursuivre à la vieillesse ; elles aident à préserver la flexibilité des articulations et des muscles grâce à une combinaison d'étirements et de relaxation, aidant ainsi l'organisme à demeurer souple, un facteur important à la vieillesse ; elles permettent d'exercer et de détendre le corps et l'esprit qui se concentre principalement sur l'exercice physique. Pratiquées de façon correcte sur une base régulière, ces techniques peuvent avoir des effets bénéfiques à long terme, par exemple en améliorant le souffle et la respiration, en augmentant la circulation sanguine et, de ce fait, en favorisant la santé des principaux organes, y compris le cerveau, le cœur, le foie et les reins. Ces techniques sont aussi excellentes pour le contrôle du stress – un autre aspect important de l'antivieillissement. Le yoga et le tai-chi ch'uan sont déjà deux disciplines orientales bien connues en Occident et une troisième, le Chi-kung, s'avère être aussi excellente au plan de l'antivieillissement.

Le yoga

Les origines du yoga remontent à une ancienne civilisation indienne, il y a 4 000 ans, et cette discipline, dans son développement complet, est un mode de vie en soi qui embrasse tous les aspects de l'existence : physique, mental, spirituel et émotionnel. Prendre conscience de sa respiration et atteindre un état émotionnel et mental intérieur sont extrêmement importants en yoga. Les exercices, intercalés de périodes de relaxation et de méditation, sont conçus pour améliorer la flexibilité, promouvoir une bonne respiration et rehausser le bien-être émotionnel et mental. Il existe plusieurs excellents ouvrages sur le yoga et les exercices se comptent par milliers. Un livre de base vous initiera aux exercices simples mais une bonne façon d'apprendre est de s'inscrire à un cours. Le yoga est bénéfique à tous et certains exercices parmi les plus simples s'adressent aussi aux personnes souffrant d'invalidités et de limitations physiques. Les praticiens en santé alternative peuvent recommander la pratique du yoga pour le traitement d'un nombre d'affections et les bénéfices qui en découlent ont aussi été établis dans nombre d'études conventionnelles.

Le tai-chi ch'uan

Le tai-chi ch'uan ou tout simplement le tai chi est une ancienne discipline chinoise développée par les moines taoïstes. Il permet d'atteindre une intégrité de la pensée, du corps et de l'esprit par une série d'exercices qui visent à équilibrer les forces opposées de la vie, le yin et le yang, et le courant d'énergie du Qi. Les exercices sont plus efficaces s'ils sont exécutés à ciel ouvert et font partie de la routine quotidienne de milliers de Chinois, des très jeunes enfants aux plus âgés.

Le tai chi demande de la patience, de la persévérance et la volonté de libérer l'esprit et les émotions des tensions et des stress quotidiens. Il doit être fait sur une base régulière et il est préférable au début de suivre un cours donné par un professeur qualifié. Cette forme de thérapie par l'exercice développementale possède des bénéfices qui se ressentent graduellement au fil du temps. Le tai chi, un exercice excellent pour les gens de tout âge, incluant les personnes âgées, est bénéfique pour aider à maintenir une bonne posture et pour préserver des articulations et des muscles souples. Il encourage un sommeil réparateur et le soulagement naturel du stress. Il rehausse le bien-être spirituel, émotionnel et mental, aidant à donner à la personne un sens de calme et de paix et une habileté à se sentir en contrôle de sa vie – des points essentiels pour une vieillesse positive.

Le Chi-kung

Le Chi-kung ou Qi gong consiste en une série d'exercices qui, comme pour le tai chi, proviennent d'une ancienne discipline chinoise pratiquée par les taoïstes. Les exercices se font très lentement et visent à promouvoir une bonne respiration et la méditation, permettant à la personne d'être consciente de son soi spirituel et émotionnel. Il est préférable de les exécuter à ciel ouvert, mais ils peuvent aussi se faire à domicile. Sur une base régulière, le Chi-kung aide à contrôler le stress, à promouvoir une circulation saine, à rectifier la respiration, à améliorer la posture et la souplesse, tout en conférant un bien-être mental et un sentiment de paix. Une fois de plus, ces attributs sont vitaux pour ceux qui désirent mener une longue vie saine et active et le Chi-kung est un exercice sécuritaire qui se fait lentement et qui convient à tous les groupes d'âge.

D'AUTRES FORMES DE RELAXATION ET D'EXERCICES DE RESPIRATION : DES TECHNIQUES SIMPLES À FAIRE CHEZ SOI

Malgré l'utilité des techniques orientales décrites ci-dessus, elles peuvent être difficiles d'accès pour certains. Il est cependant possible d'effectuer de simples exercices de respiration, de relaxation et de méditation chez soi. Comme nous l'avons mentionné auparavant, il existe de nombreux ouvrages, revues et articles de journaux qui relatent des programmes d'exercices simples qui peuvent servir de guide. Rien ne vous empêche d'inventer des techniques simples qui vous conviennent et de les effectuer en plus des formes d'exercices intenses décrits au début de ce chapitre.

Par exemple, les exercices de relaxation peuvent prendre diverses formes, mais la relaxation progressive est souvent utilisée. La personne s'allonge confortablement sur le dos. En commençant par la tête et le visage, elle contracte consciemment les groupes de muscles, tient la position pendant une minute, puis se détend. Elle poursuit ensuite progressivement avec le cou, les épaules, la poitrine, les bras, l'abdomen, les jambes et les pieds, jusqu'à ce que tous les muscles soient entièrement détendus. Il est aussi possible de se concentrer sur les différentes parties du corps pour les amener à se détendre entièrement. Les exercices de respiration consistent à être conscient du mouvement du diaphragme et à apprendre à l'utiliser correctement au lien de respirer par la poitrine et la cage thoracique. Il suffit d'inspirer et d'expirer lentement et profondément par le nez, en sentant le mouvement du diaphragme et en se concentrant pour remplir et vider entièrement les poumons. Cette respiration peut se pratiquer n'importe quand, sans nécessairement prévoir un moment particulier. En vous exerçant régulièrement, vous prendrez l'habitude de bien respirer en tout temps et vous bénéficierez d'une meilleure circulation, d'un apport d'oxygène aux tissus et aux organes et d'un soulagement du stress.

Des exercices simples impliquent l'utilisation consciente d'une série complète de mouvements tels que d'étirer les pieds devant soi tout en étant assis sur une chaise ou d'effectuer une rotation des chevilles, de lever les bras au-dessus de la tête et de se pencher pour toucher le sol en gardant le dos droit ou encore de se tenir à une chaise et de plier lentement les genoux pour aboutir en position accroupie. Tant que vous demeurez vigilant et que vous vous exercez avec précaution en respectant vos limites physiques, vous serez agréablement surpris du nombre de mouvements simples qui sont à votre portée.

La méditation

La méditation est l'art de libérer son esprit de tous les problèmes et des pensées importunes afin d'atteindre un état de détente complet et de paix intérieure. Dans la religion orientale, on s'en sert comme d'un moyen pour atteindre un plus haut niveau de conscience et une luminosité spirituelle. La méditation confère beaucoup de bienfaits physiques et mentaux ; elle abaisse la pression sanguine, améliore la circulation sanguine, soulage les tensions, le stress et l'insomnie et favorise un sommeil réparateur. Elle peut aussi aider au soulagement de la douleur et conférer aux gens la possibilité de faire face au stress et aux tensions d'une vie active, mouvementée. Tous ces facteurs ont un rôle à jouer dans l'antivieillissement et la méditation peut être considérée comme une forme d'exercice purement mental, allié à une respiration correcte et à la relaxation.

Comme toute discipline, la méditation requiert de l'exercice et de la persévérance, mais une fois la technique maîtrisée, beaucoup de gens découvrent qu'il est facile de méditer, même au milieu du tourbillon d'activités de la vie quotidienne. Certains préfèrent le faire seuls dès le début tandis que d'autres préfèrent se joindre à un groupe guidé par une personne compétente en la matière. Pour méditer seul, choisissez une pièce ou un environnement où vous vous sentirez en paix et tranquille et où vous ne serez pas dérangé. Asseyez-vous sur une chaise confortable, les mains posées sur les cuisses, et fermez les yeux si vous le désirez. Concentrez-vous sur une pensée calme, plaisante ou neutre, ou regardez une photographie, un objet ou une scène qui vous fera le même effet. Soyez conscient de votre respiration en vous assurant de sentir les mouvements du diaphragme qui inspire et expire l'air des poumons. Respirez profondément et lentement, en remplissant et en vidant complètement vos poumons chaque fois et en serrant les lèvres pour inspirer et expirer par le nez. Détendez consciemment tous vos muscles, en commençant par ceux de la tête et du visage, afin de vous assurer qu'il n'existe plus aucune tension. Si des pensées quelconques surviennent dans votre esprit, ne vous y attardez pas, mais concentrez-vous sur un point calme de votre choix.

Poursuivez ainsi pendant la période de temps que vous vous êtes allouée pour méditer, puis prenez quelques minutes pour refaire surface. Bougez un peu les bras et les jambes avant de vous lever pour éviter de vous sentir légèrement étourdi. Il est possible que vous vous endormiez pendant une séance de méditation, mais vous vous sentirez toujours mentalement et physiquement frais et dispos et prêt à affronter les activités de la journée.

Un cerveau jeune

Le cerveau humain est un organe absolument remarquable qui, en plus de contrôler inlassablement de nombreuses fonctions de l'organisme, gouverne aussi notre caractère et nos émotions – l'essence réelle qui fait que chaque personne est particulière et unique. Le cerveau reçoit continuellement de l'information de l'intérieur et de l'extérieur du corps, la traite, puis envoie les réponses appropriées et des directives.

Le cerveau est plus efficace pendant la petite enfance, lorsque les circuits neurologiques sont établis et qu'une immense quantité d'informations est reçue, enregistrée et emmagasinée. Chez le jeune adulte, une quantité précise de cellules du cerveau meurent quotidiennement et ne sont pas remplacées. Cette perte se produit cependant de façon contrôlée et est compensée, à un certain degré, par le reste des cellules de sorte qu'on ne remarque habituellement que très peu de changement dans les capacités jusque beaucoup plus tard dans la vie.

LA MÉMOIRE

La mémoire est habituellement la fonction la plus touchée où on peut remarquer une perte de capacités. Cette perte est habituellement légère jusqu'à un âge avancé, alors que les troubles de mémoire commencent à être plus fréquents. Chez les personnes âgées, il se produit une accumulation de plaques de matériau anormal, dysfonctionnel, qui est particulièrement importante chez ceux qui souffrent de la maladie d'Alzheimer. On croit que ces plaques sont le résultat des dommages occasionnés par une augmentation de radicaux libres et une conséquence naturelle du vieillissement. Leur lien exact avec le développement de la démence demeure incertain, car on note des changements dans le cerveau des personnes âgées, mais toutes ne souffrent pas de la maladie d'Alzheimer.

LA PRISE DE DÉCISION ET LA RÉSOLUTION DE PROBLÈMES

La capacité de prendre des décisions et de résoudre des problèmes peut être touchée, mais les personnes prennent habituellement juste un peu plus de temps pour trouver la solution. La sagesse et l'expérience des aînés compensent souvent pour les décisions prises à la hâte par les jeunes. Il existe plusieurs façons de tenter de préserver notre cerveau contre les dommages naturels reliés à l'âge ; elles se divisent en deux groupes. Le premier groupe comprend l'alimentation et l'utilisation de suppléments alimentaires utiles pour soutenir le cerveau et le second implique un exercice mental qui maintient le cerveau vif grâce à une stimulation constante et un défi intellectuel à relever.

L'ALIMENTATION DU CERVEAU

Au départ, une bonne alimentation pour le cerveau respecte le guide alimentaire dont nous avons discuté dans le chapitre précédent. Les poissons gras et les huiles végétales sont bons pour le cerveau, tout comme quantité de fruits et de légumes riches en antioxydants. Consommez beaucoup d'aliments contenant du sélénium, des caroténoïdes, des vitamines C et E, des vitamines B et la coenzyme Q10 ou des suppléments, au besoin.

L'extrait à base de Ginko biloba comme supplément non alimentaire s'est avéré particulièrement efficace pour améliorer le cerveau. Ce produit favorise la circulation sanguine, surtout celle des plus petits vaisseaux sanguins, les capillaires, qui assurent l'échange de gaz et de nutriments. Le Ginko biloba possède d'autres propriétés en plus d'améliorer la circulation sanguine et l'apport en oxygène et en nutriments au cerveau. Il s'agit d'un antioxydant puissant qui a aussi un puissant effet sur les facultés intellectuelles, surtout pour améliorer la mémoire, la concentration et la capacité d'effectuer des tâches mentales. Il protège les cellules nerveuses et a des propriétés anti-inflammatoires particulièrement utiles pour soulager l'asthme. Des études scientifiques ont démontré que le Ginko biloba pouvait aider à améliorer la mémoire et la performance mentale des gens qui souffrent de la maladie d'Alzheimer à un stade léger ou moyen et qu'il ralentissait la progression de la maladie. Des milliers de gens à travers le monde prennent du Ginko biloba et malgré ses excellentes propriétés, il peut de rares fois produire des effets secondaires tels que démangeaison, mal de tête, étourdissement et menstruations irrégulières chez les femmes. Il est offert en capsules dans les boutiques d'alimentation naturelle et les pharmacies, et doit habituellement être pris pendant deux ou trois mois avant qu'on commence à en voir les effets.

LES EXERCICES DE MÉMOIRE

Les exercices mentaux pour le cerveau peuvent prendre autant de formes différentes que les exercices physiques. Si vous trouvez cette idée un peu déconcertante, ne vous inquiétez pas! Vous faites déjà beaucoup d'exercices mentaux quotidiennement. Il s'agit de faire un travail mental et d'amener le cerveau à relever des défis pour qu'il demeure alerte et fonctionne encore mieux. Comment pouvez-vous mettre votre cerveau au défi chaque jour? Les possibilités sont presque illimitées et vous serez sûrement capable de trouver quelques idées, mais voici des exemples pour commencer.

Même si vous avez un travail mentalement et physiquement épuisant et que vous vous affalez devant votre téléviseur chaque soir, faites l'effort de modifier votre habitude et faites travailler votre cerveau. Vous pourriez, par exemple, lire le journal, un magazine ou un livre intéressant, penser à ce que vous avez lu et échanger vos idées sur le sujet avec quelqu'un d'autre. Vous pourriez faire des mots croisés, écrire la lettre que vous projetez d'envoyer, jouer une partie d'échecs, passer un peu de temps à discuter d'un projet qui vous tient à cœur ou pratiquer votre sport ou vous consacrer à votre passe-temps favori. Si vous êtes prêt à faire du bénévolat pour un groupe d'entraide communautaire, vous mettrez probablement à profit vos habiletés d'organisation et de planification, ce qui fera travailler positivement votre cerveau. Peut-être pensez-vous que ces choses sont trop insignifiantes et trop simples pour faire une quelconque différence mais tout comme vous pouvez améliorer votre forme physique par des exercices, vous pouvez aussi améliorer votre esprit par de simples activités. Aussi bien sur le plan physique que mental, il est important de ne pas vous laisser aller à la paresse. Si vous amenez continuellement votre cerveau à relever des défis en développant des idées, des habiletés ou des intérêts nouveaux, vous l'aiderez à demeurer actif et vif tout au long de la vie.

Comme nous l'avons souligné ci-dessus, la mémoire est la partie la plus remarquablement affectée à la vieillesse. Il est cependant possible de l'aiguiser et de l'améliorer par de simples exercices et il faut prendre la peine de les faire pour la maintenir en bon état de fonctionnement. Une fois de plus, avec quelques idées et un peu d'effort vous pouvez consciemment l'exercer pendant la journée. Par exemple, au lieu de vérifier votre liste d'épicerie lorsque vous faites les courses, tentez de vous souvenir de ce que vous voulez acheter et vérifiez votre liste à la toute fin pour voir si vous avez oublié quelque chose. Lorsque vous croisez quelqu'un dans la rue, tentez de mémoriser rapidement le plus de détails possible le concernant, comme si vous deviez plus tard en faire la description à un officier de police. Ou encore songez à une sortie ou à un événement auquel vous avez assisté la semaine précédente.

Tentez de vous souvenir des moindres détails – le temps qu'il faisait, la façon dont vous vous y êtes rendu, les vêtements que vous portiez, ce que vous avez mangé, les gens avec qui vous étiez, que vous avez rencontrés, à qui vous avez parlé et les sujets de conversation. Si vous êtes allé au théâtre, au cinéma ou au concert, rappelez-vous le plus de détails possible. Lorsque vous lisez, mémorisez quelques lignes, puis faites un effort pour vous les rappeler plus tard ou le lendemain. Ce ne sont là que quelques exemples et vous serez probablement capable d'en trouver plusieurs autres.

Il existe aussi des tests de mémoire plus familiers, tels que de regarder un groupe ou une liste d'objets pendant 10 secondes, puis de fermer les yeux et d'énumérer ce dont on se souvient. Si vous faites cet exercice régulièrement, vous ne tarderez pas à vous rappeler plus d'objets, surtout si vous utilisez la technique de mémorisation par bloc qui consiste à réunir mentalement des objets semblables en groupes lorsque c'est possible, ce qui est plus efficace que de simplement se rappeler des objets au hasard.

Il existe plusieurs anciens jeux qui testent la mémoire. Par exemple, pour chaque lettre de l'alphabet, chaque personne du groupe, à tour de rôle, doit nommer un pays, une rivière, un animal, une fleur, etc., commençant par cette lettre. Les exercices de mémoire n'ont pas à être ennuyeux et ne doivent pas engendrer de stress face au risque d'échec. Il faut les considérer comme un jeu permettant en plus de développer la mémoire et de la maintenir éveillée. Une forte proportion des processus de pensées quotidiennes se font en utilisant la mémoire, qu'il s'agisse de réfléchir aux événements de la journée ou de se souvenir d'expériences vécues pour aider à résoudre un problème. Avec de la réflexion et un peu d'effort, nous pouvons tous trouver des moyens d'exercer notre mémoire plus efficacement et il existe aussi plusieurs ouvrages utiles sur le sujet.

Exercer notre cerveau et notre mémoire confère d'autres bénéfices qui ne sont pas immédiatement apparents. Des recherches ont démontré que l'exercice mental régularise l'équilibre des produits chimiques naturels libérés par le cerveau, qui l'aident à travailler avec efficacité. L'exercice mental donne un sens de bien-être et de satisfaction et rehausse l'estime de soi. Nous nous sentons fiers lorsque nous avons réussi à comprendre un concept intellectuel difficile ou, par notre propre processus de pensée logique, avons résolu un problème qui représente une gageure. Les problèmes et les défis intellectuels peuvent varier d'une personne à une autre mais nous avons tous l'habileté d'exercer notre esprit et d'en récolter les bénéfices.

L'exercice mental régulier semble renforcer le système immunitaire et aide à faire face au stress. Les gens qui en font sont moins susceptibles de souffrir de dépression et conservent habituellement une image positive de la vie. Être confiant et positif sont deux aspects de l'antivieillissement qui permettent aux gens de se tourner vers l'avenir et d'accueillir ce qui les attend. Comme vous le verrez ci-dessous, établir un plan de pensées positives et s'y tenir est une des meilleures stratégies antivieillissement que vous pouvez utiliser.

Finalement, n'oubliez pas que, comme le reste de l'organisme, le cerveau tire aussi bénéfice de l'exercice physique, par une augmentation de la circulation sanguine et de l'apport en oxygène ainsi que par des visions, des sons et des stimulations fournis par l'utilisation des muscles. Votre cerveau peut vous sembler épuisé après une longue journée passée au bureau, mais si vous pouvez prendre le temps de faire une promenade le soir ou de pratiquer toute autre forme d'exercice que vous aimez, vous serez surpris de voir combien vous vous sentirez réénergisé.

La pensée et l'esprit

Jusqu'à maintenant, nous avons tenu compte de l'intellect et de la mémoire et nous avons vu l'importance de les maintenir aiguisés et en forme afin de conserver un cerveau jeune. Il existe, bien sûr, un autre aspect unique à chaque être humain et gouverné par le cerveau, qui est le côté spirituel, contemplatif, l'âme en termes religieux. L'esprit est une chose difficile à cerner. Il implique l'intellect, les émotions et l'essence unique qui fait que chacun de nous est ce qu'il est : une personne différente de toute autre. Il trouve naturellement une place dans l'acceptation et la pratique d'une religion, mais même ceux qui n'ont aucune croyance religieuse reconnaissent habituellement son existence.

L'ANTIVIEILLISSEMENT ET LE SOI SPIRITUEL

Des sondages démontrent continuellement que ceux qui suivent et pratiquent une religion, ce qui implique presque invariablement d'avoir foi en quelque chose d'invisible qui est plus grand que soi, vieillissent mieux. Ils sont moins anxieux, moins stressés et moins dépressifs, et même s'ils risquent de ne pas vivre plus longtemps que ceux qui sont non pratiquants, ils possèdent une sérénité intérieure qui élimine certainement la peur de vieillir et de mourir. La foi en une religion confère souvent un sens de satisfaction personnelle et de valeur de soi dans les services rendus aux autres, et la croyance que la vie de la personne est prise en charge aussi bien avant qu'après la mort. Bien sûr, cela ne veut pas dire que ceux qui ne sont pas croyants ne peuvent pas trouver la voie de la sérénité – plusieurs le font – mais ceux qui sont croyants semblent avoir une longueur d'avance sur les autres !

Vous pouvez être croyant ou non. Puisqu'il s'agit de croire en quelque chose de plus profond que l'expérience humaine vécue au quotidien, il est impossible d'accepter ou de renier une religion à la légère. Cependant, si vous demeurez ouvert aux idées et aux croyances des diverses religions et si cela vous intéresse suffisamment pour en discuter avec d'autres, vous vous surprendrez peut-être, à un certain stade de votre vie, à y être plus réceptif et à vouloir les considérer de nouveau.

Il existe deux façons autres que la religion formelle pour explorer et satisfaire la nature spirituelle qui est propre à chaque être humain. Un léger examen de soi est parfois nécessaire pour découvrir comment cela peut se produire. Ce peut être par la contemplation de l'art, de la littérature ou de la nature – en allant à la campagne ou dans un autre endroit sauvage, en regardant le flux et reflux des vagues, en jardinant, en se plongeant dans un projet qui en vaut la peine et en aidant les autres. (La pratique des formes d'exercice oriental et la méditation décrite ci-dessus sont d'autres moyens utiles pour mettre les gens en contact avec leur soi spirituel.)

Chacun devrait prendre le temps de faire ce qui semble être bien pour lui. Ce qui est valable au point de vue du vieillissement, car cela procure un sens vital d'accomplissement puisqu'on se sent à l'aise avec soi et qu'on a une direction à suivre et un but à atteindre. Si on néglige cet aspect, le contraire peut se produire : de l'insatisfaction et de l'inquiétude. Ces sont des sentiments négatifs qui peuvent contribuer au déclenchement d'autres problèmes comme le stress et le développement d'une dépression lente, deux conditions qui peuvent nuire à un antivieillissement réussi.

ÉTABLIR UN PLAN DE PENSÉES POSITIVES

De nombreuses études ont prouvé, sans l'ombre d'un doute, l'influence qu'avait la puissance de l'esprit sur l'organisme. Ceux qui peuvent maintenir une conception positive de la vie et qui demeurent déterminés, malgré l'adversité, vont mieux que ceux qui demeurent passifs et qui se résignent. Par exemple, les sondages menés auprès des gens qui sont traités pour des cancers ont constamment démontré que ceux qui sont déterminés à lutter contre la maladie vivent plus longtemps et ont une meilleure qualité de vie que les autres.

On pense que la pensée positive a des effets sur les fonctions biochimiques subtiles du cerveau, favorisant la libération de substances utiles qui améliorent le système immunitaire et la santé du corps. Il est évidemment plus facile de pratiquer la pensée positive lorsqu'on est généralement en bonne santé, à l'abri de pressions, d'inquiétudes ou de soucis importants. Si on ne se sent pas bien ou qu'on est dépassé par le poids de la vie, la pratique de la pensée positive peut être hors de portée. Cependant, cet ouvrage présente des techniques et des exercices qui peuvent aider (ex. exercice, comment reconnaître un stress et y faire face, les thérapies alternatives), et en savoir plus sur le sujet est, en soi, une étape vers l'adoption d'un schéma de pensées plus positives.

Si on prend quelques instants pour analyser la situation, on se rend compte que l'établissement et le suivi d'un plan de pensées positives va vraiment de pair avec l'antivieillissement. Pensez un court instant aux choses qui, au fond de vous, vous inquiètent et mettez-les sur papier. Vous vous rendrez compte que la plupart d'entre elles concernent des événements dont vous craignez l'arrivée dans un avenir plus ou moins rapproché. Sur la liste de la plupart des gens se trouvent la peur de vieillir, la maladie, l'invalidité, soit pour eux soit pour leurs proches. La première étape de la pensée positive consiste à réaliser que beaucoup de ces choses PEUVENT NE PAS SE PRODUIRE et, de toute façon, qu'elles appartiennent à l'avenir, donc qu'elles ne surviendront pas maintenant.

Pour contrer ces événements et l'impact négatif que vos pensées peuvent avoir sur votre vie à un niveau inconscient, écrivez, lisez et répétez autant de phrases positives à votre sujet que vous le pouvez. Vous serez, sans aucun doute, capable d'en trouver plusieurs, mais voici quelques idées pour vous aider au début.

Lorsque vous vous levez et que vous vous regardez dans un miroir, récitez :

Aujourd'hui, je suis aussi jeune que je devrai toujours l'être.

Je vais m'apprécier et apprécier tous les événements que cette journée m'apportera.

Je serai à la hauteur de toutes les activités de la journée, y compris...

Je suis heureux d'avoir XX ans.

J'apprécie la vie, surtout... et j'ai beaucoup de choses à accomplir.

Je suis content de toutes les connaissances que j'ai accumulées et je devrai continuer d'apprendre plusieurs choses nouvelles.

Je ne peux pas changer le passé, mais je peux faire des choix pour l'avenir.

Je crois en moi et en mon habileté d'entreprendre des changements qui rendront ma vie encore meilleure.

Je veux faire tout mon possible pour m'occuper de moi et pour demeurer en santé et en forme.

Récitez certaines de ces affirmations à voix haute même si vous vous sentez embarrassé au début. Si cela vous fait sourire ou rire, c'est très bien – le rire est un bon exercice (voir ci-dessous). Pensez à votre liste d'affirmations lorsque vous avez un moment de libre dans la journée et répétez-les si vous le pouvez ou notez-les. Cela vous aidera à vous sentir bien et à demeurer positif face à l'avenir.

Allez au-delà des idées notées ci-dessus et imaginez-vous dans dix ans, en vous concentrant sur les meilleurs aspects auxquels vous pouvez penser. Peut-être serez-vous à la retraite et aurez-vous enfin le temps de faire des choses que vous aimez ou encore des enfants qui seront indépendants, une hypothèque payée, une aisance financière. Peut-être serez-vous grand-parent ou en train de faire des projets concernant les animaux ou encore adopterez-vous un nouveau mode de vie dans un nouvel environnement. Vous vous sentirez toujours en forme, actif, en santé et pleinement capable de profiter de la vie. Soyez indulgent envers les rêves occasionnels que vous faites sur la vie qui vous attend ; cela vous aidera à regarder vers l'avenir. La vie dont vous rêvez peut être bien différente, mais les chances qu'elle se réalise seront meilleures si vous pensez positivement, sans laisser de place aux pensées négatives.

Le rire est bon pour l'esprit et pour le corps et entraîne certains changements physiologiques qui rehaussent le bien-être. Un nombre étonnant de muscles sont utilisés pendant un fou rire et les glandes surrénales libèrent des hormones d'éveil. Le rythme de la respiration augmente afin que plus d'oxygène soit rendu disponible, et le cœur et la circulation sanguine sont stimulés. À la suite d'un épisode de fou rire, les muscles sont totalement détendus et on peut même se sentir faible un court instant. Il se produit un relâchement de toute la tension musculaire et une absence totale de toute sensation de stress. En société, le rire partagé avec d'autres développe des liens, favorise l'amitié et réduit toute sensation de stress, de tension ou de rivalité. Pendant le rire, des changements physiologiques subtils surviennent dans le cerveau et la perception de la douleur se fait moins intense. Le rire semble aussi améliorer le système immunitaire et abaisser la pression sanguine. Des recherches ont démontré que les gens qui riaient beaucoup étaient habituellement moins malades ; cela pourrait s'expliquer par le fait que ces gens ont une vision de la vie heureuse et optimiste.

Vous pouvez penser qu'il n'y a rien qui puisse vous faire rire et que le rire ne vous vient pas naturellement. La première étape consiste à faire l'effort de sourire et c'est une des choses les plus positives que vous puissiez faire lorsque vous êtes en compagnie d'autres personnes. Le sourire confère certains bénéfices du rire et est une étape vers le rire spontané. Essayez de trouver quelque chose qui vous fasse rire chaque jour : lisez un article ou un livre amusant ou regardez ou écoutez une comédie. Souvenez-vous d'un incident que vous avez trouvé hilarant et laissez la mémoire de cet événement vous faire sourire et rire spontanément. Partagez-le avec quelqu'un pour qu'il puisse en profiter lui aussi.

La pensée positive et le rire sont des stratégies antivieillissement pour l'esprit et pour le corps et ils aident aussi à contrer les effets des périodes de stress qui font partie de toute existence humaine. Le stress joue un rôle majeur dans la vie et contribue à beaucoup d'effets connus reliés au vieillissement et au développement de maladies. Il vaut la peine d'être examiné plus en détail afin d'apprendre à le reconnaître, à le comprendre et à en contrôler les effets négatifs.

COMMENT RECONNAÎTRE ET VIVRE AVEC LE STRESS

Le stress peut être défini comme un état de tension physique et mentale causée par certains facteurs externes ou internes dans la vie d'une personne. Les causes de stress sont variées et nombreuses tout comme le sont les réponses des gens à son égard. La cause peut être quelque chose de manifeste, qui produira les symptômes de stress chez presque tout le monde, tel qu'un danger physique extrême avec l'attente d'une mort ou d'un désastre imminent. Ou il peut être beaucoup plus subtil, tel qu'une anxiété mentale suffisante pour causer un stress extrême chez un individu mais de l'indifférence chez un autre.

Le stress fait partie de la condition humaine, est nécessaire pour demeurer vigilant face à la vie et, de ce fait, est inévitable jusqu'à un certain point. Tous les mammifères ont développé des adaptations physiologiques semblables pour affronter des stress physiques externes. Ces adaptations impliquent la libération d'hormones des glandes surrénales et de certaines terminaisons nerveuses, lesquelles préparent l'orgaznisme à avoir peur, à se sauver ou à lutter. L'organisme et l'esprit deviennent tendus et sont en alerte, tout comme la digestion et l'excrétion, qui n'ont rien à voir là-dedans, sont temporairement arrêtées.

Cela est manifestement approprié dans les cas de menaces d'un danger physique mais les gens réagissent de la même façon lors d'un stress émotionnel ou psychologique. Dans de tels moments, les réactions physiologiques ne sont pas nécessaires et sont de ce fait inutiles, et elles peuvent causer des blessures surtout si elles sont prolongées. Des exemples de stress émotionnel et psychologique comprennent l'intimidation verbale, des relations déplaisantes ou difficiles, la maladie ou la souffrance d'un être aimé, et la pression continuelle qui découle d'une trop grosse somme de travail. Beaucoup de gens expérimentent des stress de ce genre à long et à court terme et cela entraîne des symptômes aussi bien physiques que mentaux, dont certains sont plus sérieux que d'autres, si bien que la personne ne se rend pas nécessairement compte qu'elle souffre des effets du stress. Cela s'explique du fait que l'esprit et le corps s'adaptent, jusqu'à un certain point, à l'état de stress de sorte que les signes et les symptômes ne sont pas reconnus.

Les symptômes qui surviennent fréquemment comprennent les sentiments de panique, la respiration courte ou des difficultés à respirer, des palpitations, la perte d'appétit ou manger pour se réconforter, l'anxiété, l'insomnie, l'irritabilité, l'impatience, les sautes d'humeur, des douleurs inexpliquées, surtout digestives et abdominales, la tension musculaire, les maux de tête fréquents, la fatigue, l'incapacité de se concentrer, l'oubli, l'indécision et une dépendance accrue à l'alcool, à la cigarette, au café, etc.

Le stress prolongé est une affection sérieuse reconnue pour accroître les risques de développer des maladies dont certaines sont menaçantes pour la vie ou raccourcissent l'espérance de vie. Ces maladies comprennent l'hypertension, les crises cardiaques, les troubles de la circulation, les migraines, les ulcères, les troubles mentaux, la dépression, le syndrome du côlon irritable et la dysfonction du système immunitaire menant à une prédisposition accrue à l'infection.

Les causes de stress peuvent être plus ou moins manifestes pour l'individu concerné et la première étape à suivre, si vous en éprouvez les symptômes, c'est de faire un bilan détaillé et honnête de votre mode de vie. Tentez surtout de mettre le doigt sur les moments où vous vous sentez le plus stressé afin d'identifier les causes exactes. Une fois les causes connues, il est nécessaire de faire face à ces problèmes, en commençant par ceux qui sont les plus significatifs, qu'ils soient reliés à la maison, à la vie familiale, aux relations interpersonnelles ou aux finances.

Au début, beaucoup de gens ont l'impression qu'il leur est impossible d'affronter leurs problèmes, les causes de leur stress. Cependant, faire face à ses problèmes en les extériorisant et en discutant d'eux franchement avec les collègues de travail, la famille et les amis est une étape vitale dans la gestion du stress. Les gens se sentent souvent gênés de discuter de leurs problèmes parce qu'ils croient qu'ils devraient être capables de les affronter seuls et qu'ils ne se sentent pas à la hauteur. Une autre erreur fréquente est de croire qu'on est les seuls à expérimenter des problèmes alors que tout semble bien aller autour de nous. Par contre, après avoir exposé ses problèmes, on est habituellement surpris de découvrir que beaucoup d'autres partagent des expériences similaires. Cela apporte habituellement un grand soulagement et un relâchement immédiat du stress. Si vous vous sentez gêné de discuter des causes de votre stress avec d'autres, tentez de passer par-dessus vos appréhensions et d'en discuter avec une personne en qui vous avez confiance. Nous espérons qu'en constatant le tort que le stress peut faire et cela, pendant parfois des années, vous parviendrez à prendre les mesures nécessaires pour le combattre. Si vous le préférez, discutez-en avec votre médecin de famille.

Après avoir identifié le stress et fait face à ses causes, d'autres mesures peuvent aider. Premièrement, il est essentiel de prendre le temps d'avoir des activités récréatives et sociales qui vous aideront à vous détendre, vous amèneront à voir plus loin et vous divertiront de vos problèmes. Ce sont toutes des mesures pour éliminer le stress. Il est aussi essentiel de faire beaucoup d'exercice, car il favorise un sommeil réparateur qui est, en soi, une part importante de la gestion du stress. Prenez une des disciplines d'exercice oriental décrites plus tôt et pratiquez la respiration et la relaxation, la méditation et la pensée positive. Quelques thérapies alternatives telles que la phytothérapie, l'homéopathie, l'aromathérapie, le massage et la visualisation sont aussi très utiles dans le soulagement du stress. Une bonne alimentation antivieillissement est vitale en tout temps, mais elle est surtout importante pour ceux qui sont stressés.

Comme nous l'avons vu, les hormones sécrétées par les glandes surrénales qui incitent l'organisme à avoir peur, à s'effacer ou à lutter sont lourdement impliquées dans la réaction de l'organisme au stress. Les glandes surrénales produisent cependant d'autres hormones qui régularisent l'équilibre des électrolytes (sels) et de l'eau dans l'organisme et qui participent au mécanisme de l'énergie. Un stress prolongé peut affecter négativement ces fonctions importantes et mener à une diminution des réserves vitales de potassium de l'organisme. De ce fait, il est important de s'assurer de consommer beaucoup d'aliments riches en potassium et d'ingérer beaucoup de vitamines en ayant une alimentation saine et variée.

Renforcer le système immunitaire

Comme nous l'avons vu au chapitre précédent, dans la section Théories sur l'antivieillissement, le système immunitaire est un bouclier protecteur qui non seulement nous garde en santé mais qui jouerait aussi un rôle dans le vieillissement. Donc, le soutien du système immunitaire est une des stratégies antivieillissement les plus importantes que nous puissions utiliser.

Il existe plusieurs façons d'aider le système immunitaire, certaines pouvant être grossièrement regroupées sous les rubriques alimentation, nutrition et choix de mode de vie (incluant l'exercice, la gestion du stress et la pensée positive) qui nous sont familières. D'autres méthodes comprennent l'utilisation judicieuse de suppléments alimentaires et de médicaments, laquelle est controversée dans le cas de quelques produits, et les approches préconisées par certaines thérapies alternatives.

Pour sauvegarder le système immunitaire, vous devriez vous assurer d'avoir une bonne alimentation antivieillissement qui contient beaucoup d'antioxydants naturels. Consommer une large variété d'aliments, comportant beaucoup de fruits et de légumes, des glucides non raffinés, du poisson, de la volaille et des viandes maigres vous assurera d'ingérer une bonne quantité de ces vitamines et minéraux qui sont essentiels au bon fonctionnement du système immunitaire. Le gras animal, le sucre, les glucides raffinés, l'alcool et le café devraient être consommés avec modération. Les aliments riches en vitamines C et en zinc sont particulièrement importants. Une déficience en zinc est une cause fréquente de la baisse de l'immunité surtout chez les personnes âgées, qui peuvent bénéficier de multivitamines et de suppléments minéraux.

Faire régulièrement de l'exercice semble être bénéfique au système immunitaire, peut-être par le regain d'énergie qu'il donne au cœur et à la circulation sanguine. Comme nous l'avons vu, la pensée positive influence la santé corporelle et, dans les cas de maladie, semble parfois être capable d'aider le système immunitaire à lutter contre la maladie. Une des meilleures façons de soutenir le système immunitaire est de faire simplement attention à la façon dont nous menons notre vie. De longues journées stressantes, de longues veilles, un manque de sommeil, des heures de repas irrégulières, le tabagisme et l'excès de consommation d'alcool sont tous des facteurs qui auront probablement pour résultat de réduire l'immunité contre les maladies et l'épuisement, comme bien des gens le découvrent à leurs dépens. Nous ne pouvons peut-être pas faire grand-chose contre les polluants et les facteurs environnementaux externes, invisibles, qui assaillent le système immunitaire chaque jour, mais nous pouvons et devrions choisir un mode de vie qui encourage les défenses naturelles de notre corps si nous voulons mener une longue vie en santé. Un autre facteur, qui est souvent oublié, est l'importance d'éviter l'infection, surtout à la vieillesse, lorsque toute maladie est potentiellement plus dommageable. Il est sensé de ne pas rechercher la compagnie de personnes affligées d'un rhume ou d'une autre infection virale et d'essayer d'éviter de transmettre ces maladies soi-même.

De nombreux suppléments sont offerts pour soutenir le système immunitaire. Certains d'entre eux sont plus éprouvés et testés que d'autres tandis que quelques-uns sont controversés. Presque tous sont des produits naturels qu'on trouve soit dans les aliments soit naturellement dans le corps, ou des extraits dérivés de végétaux. Dans la liste ci-dessous, seuls ceux qui ne sont pas décrits ailleurs sont discutés en détail.

Comme nous l'avons mentionné ci-dessus, la vitamine C et le zinc sont bénéfiques et peuvent être pris sans danger à des doses recommandées sous forme de suppléments. Même si quelques médecins et experts en santé demeurent sceptiques, beaucoup de gens qui prennent de fortes doses de vitamine C sont convaincus que cela les aide à éviter les infections quotidiennes telles que le rhume.

Parmi les remèdes à base de plantes, les extraits d'aloès sont bénéfiques pour le système immunitaire. L'aloès est utilisé de façon externe pour soigner les affections mineures de la peau, mais il paraît avoir aussi des propriétés anti-inflammatoires lorsqu'il est pris par voie buccale. On croit qu'il stimule les macrophages, les cellules du système immunitaire qui engouffrent les particules étrangères, agissant comme nécrophages libres. L'aloès est aussi particulièrement utile dans le traitement des allergies et probablement dans le traitement d'autres affections.

Un extrait tiré de l'olivier semble rehausser le système immunitaire afin de lui permettre de lutter contre les infections omniprésentes comme le muguet, le rhume et la grippe. Des extraits de griffe de chat (une plante tropicale d'Amérique du Sud) sont aussi connus pour leurs propriétés anti-infectieuses et anti-inflammatoires.

Le thé vert est un antioxydant puissant et on croit qu'il a des propriétés anticancérigènes et qu'il agit comme un remontant général du système immunitaire. Il est aussi offert sous forme de suppléments pour ceux qui n'aiment pas le goût du thé.

Il existe beaucoup d'autres remèdes à base de plantes, homéopathiques et naturels qui peuvent être recommandés par les thérapeutes pour rehausser le système immunitaire. Il vaut mieux consulter un praticien et lire un des nombreux ouvrages qui sont offerts sur le sujet si vous désirez en savoir davantage.

De nombreuses substances synthétisées naturellement par le corps humain, mais qui diminuent habituellement avec l'âge, agissent comme stimulateur du système immunitaire. La carnosine et la coenzyme Q10 se trouvent dans certains aliments mais peuvent aussi être prises sous forme de suppléments, et les experts en antivieillissement croient qu'elles sont particulièrement utiles. L'acide aminé (protéine) diméthylglycocolle (DMG) est une autre substance naturelle qui ne se trouve cependant pas en quantité suffisante dans les aliments. Certains experts croient qu'il stimule le système immunitaire dans son rôle de prévention contre la maladie et l'infection. Il peut être pris sans danger sous forme de suppléments et il a de nombreux partisans enthousiastes, mais beaucoup d'experts en médecine croient que rien ne justifie la revendication faite pour ses effets bénéfiques.

Certains des suppléments chimiques les plus controversés qui peuvent être administrés par injection sont naturellement les hormones. On dit qu'elles ont de nombreux effets antivieillissement, dont en particulier le rehaussement du système immunitaire. Elles comprennent l'hormone de croissance, (somatotrophine), la déhydroépiandrostérone (DHEA) et la mélatonine. Nous en parlerons plus en détail dans le prochain chapitre.

Finalement, plusieurs thérapies alternatives sont bénéfiques et soutiennent le système immunitaire, dont la médecine ayurvédique, les bains flottants, la phytothérapie, l'homéopathie, l'hydrothérapie, la naturopathie, la thérapie par le rire, la thérapie par la lumière et la visualisation. Ces thérapies seront brièvement décrites dans le prochain chapitre.

La médecine traditionnelle

Nous ne sommes peut-être pas habitués à associer la médecine traditionnelle et la chirurgie à l'antivieillissement, mais si nous prenons le temps de considérer la question, nous nous rendons compte que cela concerne en grande partie la pratique médicale moderne. Cela s'est avéré particulièrement vrai ces dernières années, avec l'intérêt croissant pour la médecine préventive en opposition au traitement de la maladie en soi. Des tests sélectifs et génétiques afin qu'une certaine prévention puisse être exercée si les résultats indiquent la probabilité de la maladie sont maintenant envisagés au même titre que le sont les conseils normalement dispensés en consultation par les médecins sur de nombreux aspects concernant la santé et les modes de vie.

Tout traitement médical et chirurgical qui soigne une maladie ou une affection reliées au vieillissement peut être considéré comme un traitement antivieillissement. Les exemples les plus marquants sont ceux qui redonnent la mobilité, la vigueur et la vitalité qui ont été réduites ou perdues et qui ont un effet rajeunissant sur l'ensemble de la personne. Le rétablissement d'une meilleure santé redonne manifestement une meilleure qualité de vie et aide la personne à adopter un état d'esprit plus positif. Comme nous l'avons vu précédemment, il s'agit d'aspects importants de l'antivieillissement. Dans plusieurs exemples et certainement dans des cas individuels, ces procédures sauvent ou prolongent la vie et peuvent permettre aux personnes concernées d'obtenir la longévité à laquelle elles ont droit.

Parmi les exemples familiers, notons les remplacements de la hanche et du genou, les pontages coronariens, l'enlèvement des cataractes et l'hormonothérapie pour les femmes ménopausées. L'hormonothérapie ou HTR s'est avérée particulièrement utile pour beaucoup de femmes, pas seulement parce qu'elle éliminait les symptômes déplaisants de la ménopause mais aussi parce qu'elle ralentissait la perte accélérée de la masse osseuse qui est une conséquence naturelle de la baisse du taux d'œstrogènes (voir La ménopause et l'ostéoporose dans le chapitre Exemples sélectionnés d'affections reliées à l'antivieillissement et leurs traitements, page 191).

Suivre un traitement d'hormonothérapie pendant cinq ou même dix ans diminue de façon significative les risques de fractures chez les femmes âgées. Les fractures chez les aînés, surtout des os majeurs et des articulations qui supportent le poids du corps, sont particulièrement sérieuses, car bien souvent elles se cicatrisent mal. Puisque des complications et traumas résultant de ces blessures peuvent occasionner la mort, beaucoup de médecins traditionnels préconisent l'hormonothérapie à leurs patientes âgées. Le succès de cette thérapie peut être un des facteurs qui ont suscité au début un intérêt envers l'utilisation d'autres traitements hormonaux pour l'antivieillissement.

Bien qu'étant controversées, les recherches scientifiques utilisant les cellules souches d'embryons humains offrent un espoir à bien des gens affligés de tissus et d'organes malades, y compris ceux qui souffrent de lésions reliées au vieillissement. Ces cellules, qui proviennent d'embryons humains au tout premier stade de leur développement, sont maintenant cultivées en laboratoire. On les appelle cellules souches parce qu'à ce stade, elles ne sont pas différenciées et elles possèdent le potentiel de former différentes sortes de tissu, selon l'environnement dans lesquel elles sont placées. Les traiter avec différents médicaments et produits chimiques les incite à se développer en types de cellules particulières. La perspective de pouvoir transplanter des cellules souches appropriées dans les tissus et les organes malades afin de les réparer enthousiasme les chercheurs scientifiques. En août 2001, des scientifiques israéliens ont annoncé une percée extraordinaire dans la recherche des cellules souches des embryons. Ils ont réussi à faire croître des cardiomyocytes – des cellules du cœur immatures. Même si la recherche en est encore à ses premiers balbutiements, les scientifiques sont convaincus que ces cellules seraient entièrement fonctionnelles si elles étaient transplantées. Ce développement passionnant offre l'espoir que, dans l'avenir, beaucoup de gens atteints de cardiopathies pourront bénéficier de ces cellules qui prendront alors la relève des parties endommagées.

Bien d'autres secteurs de la recherche scientifique et médicale – dans les causes et les traitements de cancers, de la maladie d'Alzheimer, de l'arthrite, des cardiopathies et des maladies de la circulation, et des désordres auto-immuns, par exemple –, font des percées prometteuses pour l'avenir. Dans les cinq, dix ou quinze prochaines années, beaucoup espèrent se rendre au stade des épreuves cliniques et, de ce fait, au stade des plans de traitement.

Par conséquence, les développements aussi bien en médecine traditionnelle qu'en médecine de l'antivieillissement offrent des perspectives d'espoir à toutes les personnes âgées du XXIe siècle, ce qui, bien entendu, nous concerne tous.

LES TRAITEMENTS HORMONAUX ANTIVIEILLISSEMENT

Comme nous l'avons vu dans un des chapitres précédents (voir Pourquoi vieillissons-nous, page 21), beaucoup d'experts croient que la diminution naturelle du taux des diverses hormones qui survient avec l'âge est responsable, en grande partie, du vieillissement et de ses effets. Il n'est pas surprenant que ces experts pensent que la clé pour ralentir le vieillissement réside dans le remplacement d'une de ces hormones perdues ou de plusieurs d'entre elles afin de les ramener aux taux qu'elles avaient lorsqu'on était jeunes.

L'hormone de croissance

Pour bien des spécialistes en antivieillissement, l'hormone de croissance est considérée comme un des facteurs clés impliqués dans le vieillissement. Afin de mieux comprendre le rôle qu'elle joue, il est nécessaire de l'étudier un peu plus en détail.

L'hormone de croissance est une grosse molécule du complexe peptide (protéine) qui est produite et sécrétée par le lobe antérieur de l'hypophyse, une glande située à la base du cerveau. Aussi connue sous le nom de somatotrope ou HC (hormone de croissance), cette hormone contrôle la synthèse des protéines, c'est-à-dire la croissance chez les enfants, et est nécessaire à la réparation des tissus vitaux ainsi qu'à la cicatrisation et au remplacement des cellules pendant toute la vie adulte. Il n'est pas surprenant que cette hormone soit produite à de forts taux pendant la petite enfance, puis à des taux plus faibles à partir de l'âge de vingt ans, pour continuer à diminuer à un taux régulier à chaque décennie. Vers l'âge de soixante ans, le taux de HC a chuté à une fraction de ce qu'il était à la petite enfance. L'apparence physique à la vieillesse est directement reliée à la diminution de cette hormone dans l'organisme.

Depuis la fin des années 1950, la HC extraite des glandes thyroïdes après la mort a été utilisée pour traiter des enfants qui souffraient d'un manque de cette hormone afin de les amener à croître normalement et à éviter le nanisme. Dans les années 1980, une forme synthétique de HC a été produite et, dans les années 1990, des études cliniques ont été menées pour la première fois chez des aînés. Dans presque tous les cas, les résultats se sont avérés surprenants, effaçant les effets du vieillissement d'environ vingt ans.

Dans les premières études, quelques effets secondaires importants sont survenus incluant le développement des seins, tant chez les hommes que chez les femmes, le syndrome du canal carpien (des poignets douloureux), de la rétention d'eau, des risques accrus de diabète, des douleurs articulaires, des maux de tête et de l'hypertension. Cependant, l'administration de doses réduites de

HC a semblé produire les résultats antivieillissement désirés sans causer les effets secondaires cités ci-dessus. De façon plus spécifique, le traitement avec la HC a semblé réduire le gras corporel (surtout abdominal), augmenter l'épaisseur et l'élasticité de la peau en plus de réduire les rides, renforcer les os, augmenter la masse musculaire, améliorer de façon significative le système immunitaire en lui conférant une plus grande résistance aux infections et une cicatrisation plus rapide des plaies. La fonction sexuelle, les capacités intellectuelles, y compris la mémoire et la sensation d'aborder la vie de façon plus positive, semblent aussi avoir été améliorées et on a remarqué un niveau d'énergie plus élevé. De plus, les patients qui souffraient du SIDA, de la maladie de Parkinson et de la maladie l'Alzheimer ont démontré des améliorations après un traitement à la HC.

Normalement, la HC est sécrétée par la glande hypophyse afin de contrôler les produits chimiques libérés par l'hypothalamus dans le cerveau. Une fois qu'elle pénètre dans le sang, la HC y demeure pendant quelques minutes seulement, étant assimilée par le foie et convertie en diverses autres molécules peptides, surtout en facteur de croissance insulinomimétique de type 1 ou IGF-1. L'IGF-1 joue alors un rôle dans plusieurs effets physiologiques de la HC. La HC en soi est sécrétée naturellement par petites pointes pendant les premières phases du sommeil mais sa sécrétion est augmentée par l'exercice intense, la libération d'adrénaline pendant des stress émotionnels et pendant des périodes de restrictions en calories. Des études en laboratoire sur les animaux ont démontré de façon intéressante que leur longévité est augmentée de façon significative par une période de légère restriction alimentaire. On peut supposer que cela est dû en partie à une disponibilité accrue de l'hormone de croissance chez ces animaux.

La HC et l'IGF-1 affectent les fonctions physiologiques et biochimiques de presque toutes les cellules de l'organisme de façon très complexe. La thérapie de remplacement avec la HC semble retarder littéralement la pendule en produisant des tissus et des organes biologiquement plus jeunes que l'âge chronologique du corps qu'ils habitent. Des suppléments doivent être administrés par injection sur une base quotidienne, faite sous la supervision d'un médecin qualifié dans une clinique antivieillissement. Les taux d'IGF-1 dans le sang (qui demeurent dans la circulation) sont surveillés dans le but de produire des taux d'hormones compatibles avec ceux d'une personne âgée de 25 ans. Le dosage de l'hormone doit être adapté en fonction de chaque personne et le coût du traitement est élevé. On y a peu recours et seulement quelques centres l'offrent, bien que cela puisse changer dans l'avenir.

Les sécrétagogues

Les sécrétagogues sont des substances qui, comme on le revendique, stimulent la production naturelle de l'hormone de croissance par l'hypophyse. La plupart des sécrétagogues surviennent naturellement dans les composés organiques tels que certains acides aminés qui se trouvent dans l'organisme. D'autres sont des extraits de plantes qui, selon les dires, stimulent la production de la HC. La plupart de ces produits sont le sujet de minutieux examens scientifiques et si leur efficacité est établie, ils deviendront probablement très importants dans le domaine de l'antivieillissement.

L'acide gamma-hydroxybutyrique

L'acide gamma-hydroxybutyrique ou GHB est un des sécrétagogues pour lesquels des études significatives ont été faites en regard de son effet sur le taux d'hormone de croissance. Bien qu'une forme naturelle de ce produit chimique existe dans l'organisme, le GHB synthétique est un anesthésiant et, dans plusieurs études, il a été démontré qu'il améliorait les étapes du sommeil pendant lesquelles l'hormone de croissance est libérée. Il en résulte des quantités élevées de HC et d'IGF-1 (hormone de croissance humaine) détectées dans le sang, sans que le taux d'insuline ou de sucre dans le sang soit modifié. Les derniers résultats sont encourageants parce que des injections de HC seule affectent l'équilibre insuline/glucose et augmentent le risque de développer des diabètes.

Des études plus poussées ont été menées sur un produit chimique presque identique, le gamma-butyrolactone ou GBL, qui était administré par voie buccale comme supplément alimentaire. Il était pris en quantités moindres, qui n'induisaient pas au sommeil, et on a découvert qu'il encourageait la libération de HC sans affecter les taux insuline/sucre dans le sang.

Par contre, tandis que quelques chercheurs pensent qu'il est inoffensif de prendre de la HC ou du GBL comme activateur d'hormone de croissance, plusieurs autres s'inquiètent grandement des effets secondaires graves qui ont été rapportés chez quelques patients qui prenaient de la HC en même temps que d'autres médicaments puissants et de l'alcool. Ceux qui approuvent l'utilisation de la HC et du GBL maintiennent que ces détracteurs n'ont pas étudié correctement les preuves et semblent déterminés à empêcher que ce produit soit offert à grande échelle. Il est présentement possible de se procurer de la HC et du GBL en Europe mais ces substances ont été interdites dans certains États des États-Unis.

Le déhydroépiadrostérone

Le déhydroepiadrostérone ou DHEA est un androgène naturel de l'organisme (hormone stéroïde mâle) produit par les glandes surrénales qui sont situées près des reins. Il est sécrété en petites quantités par les testicules et les ovaires. Le taux de DHEA est élevé vers l'âge de 25 ans, puis diminue progressivement et régulièrement. On a découvert que ceux qui étaient en bonne santé à la vieillesse avaient généralement des taux sanguins de DHEA plus élevés.

Certaines études ont démontré que des suppléments de DHEA aidaient dans le traitement du vieillissement. Il semble augmenter la densité osseuse chez les femmes postménopausées, favorise la perte de gras et augmente la masse musculaire chez les gens des deux sexes. Un apport de DHEA semble aider à améliorer l'humeur, à contrer la dépression chez les personnes âgées et à augmenter la mémoire. Il peut améliorer la libido et aider dans les cas d'autres problèmes sexuels chez les hommes. On croit qu'il est valable dans le traitement, et éventuellement dans la prévention, d'une quantité de maladies auto-immunes qui peuvent être reliées à l'âge, dont l'érythème lupus systémique, la sclérose multiple, l'arthrite rhumatoïde et les colites ulcéreuses. Les patients atteints du SIDA ont remarqué une nette amélioration en suivant des traitements de DHEA.

La plupart des suppléments de DHEA sont sous forme de capsules ou de comprimés mais il est parfois administré sous forme de gouttes sublinguales ou de gomme à mâcher. Il est fabriqué en laboratoire à partir d'un précurseur (diosgérine) qui se trouve dans la patate douce sauvage du Mexique.

Même ceux qui sont en faveur de l'utilisation du DHEA affirment qu'il devrait être pris avec précaution, surtout par les femmes. Les personnes âgées de moins de quarante ans ne devraient pas prendre du DHEA et de fortes doses devraient être évitées car il peut avoir des effets toxiques, nuisibles, sur le foie. Le DHEA est aussi un précurseur des œstrogènes. Il ne devrait pas être pris par des femmes enceintes ou qui allaitent ou par toute personne, homme ou femme, qui est à risque ou qui souffre d'un cancer relié aux hormones, c'est-à-dire le cancer de l'utérus, du sein, des ovaires, des testicules ou de la prostate.

Bien d'autres cliniciens et chercheurs ont exprimé leur grande inquiétude face à l'utilisation de DHEA, croyant que tout gain de santé à court terme est compensé par la possibilité d'effets secondaires graves et le risque accru de dommages au foie et de cancer du système reproducteur.

La mélatonine

La mélatonine a atteint sa renommée il y a quelques années et a été brièvement reconnue comme étant un médicament antivieillissement merveilleux. Des données ont prouvé que les revendications faites à son égard étaient insuffisantes, mais elle demeure un remède antivieillissement populaire et apparemment sans danger dont beaucoup de gens reconnaissent les effets bénéfiques.

La mélatonine est sécrétée par l'épiphyse (glande pinéale), qui est une petite masse de tissus nerveux spécialisés située près du centre du cerveau. La mélatonine participe à la régulation du rythme circadien chez les mammifères, c'est-à-dire les changements dans les activités, le comportement et la physiologie qui surviennent sur une période de 24 heures, telles que la détermination des périodes de sommeil et d'éveil. Chez les êtres humains, comme chez les autres mammifères, elle régularise l'horloge interne de l'organisme sur 24 heures et la libération de mélatonine est élevée pendant les heures de noirceur mais faible et inhibée par la lumière du jour.

L'une des revendications qui peut être faite au sujet de la mélatonine, et qui semble valable, est qu'elle peut aider les gens qui vivent un décalage horaire, surtout ceux qui font partie d'un équipage d'avion et qui traversent régulièrement les fuseaux horaires. Les autres bénéfices qui lui ont été attribués sont plus difficiles à établir mais ils comportent le soulagement de la dépression, particulièrement la dépression saisonnière (SAD), puisqu'elle est plus fréquente pendant les mois sombres d'hiver ; il est difficile de voir comment des suppléments aident lorsqu'on pourrait s'attendre à ce que les taux de mélatonine naturels soient élevés.

On dit que la mélatonine possède des propriétés antioxydantes puissantes et qu'elle peut aider à contrer les effets du vieillissement ; elle peut aussi profiter à ceux qui souffrent de la maladie d'Alzheimer; elle possède des propriétés protectrices contre certains cancers, c'est-à-dire les cancers du sein et de la prostate, et elle peut être bénéfique dans le traitement de multiples scléroses, de cardiopathies et d'épilepsie.

On croit que la mélatonine ne représente aucun danger et aucun effet secondaire n'a été rapporté, mais il n'existe aucune dose recommandée. Les dosages varient entre 0,3 mg et 6 mg pour traiter un décalage horaire et des troubles du sommeil. Puisqu'il s'agit d'un traitement hormonal, il n'est pas recommandé pour ceux qui souffrent de cancer, de désordre du système immunitaire, y compris les maladies auto-immunes, ou pour les femmes qui veulent devenir enceintes ou qui sont enceintes.

La prégnènolone

La prégnènolone est une substance semblable à une hormone que le corps humain synthétise naturellement et qui est dérivée du cholestérol. Elle agit comme un précurseur de base pour toutes les hormones stéroïdes humaines, ex. les hormones sexuelles mâles et femelles et les hormones des glandes surrénales. Celles-ci comprennent les glucocorticostéroïdes (cortisol et cortisone) qui régularisent le glucose dans le métabolisme et qui sont responsables des réponses au stress. On croit que la diminution du stress est l'un des principaux effets de la prégnènolone contre le vieillissement. Comme pour tant d'autres hormones, les taux de prégnènolone chutent avec l'âge. Quelques chercheurs croient qu'à la jeunesse, la prégnènolone agit aussi bien comme un produit chimique antistress général que comme un précurseur nécessaire pour la fabrication des hormones stéroïdes. Puisque les taux chutent avec l'âge, ses propriétés antistress peuvent être éliminées parce qu'il n'en reste pas suffisamment dans l'organisme pour lui permettre de remplir ses deux rôles. Des suppléments de prégnènolone semblent ne présenter aucun danger et on prétend qu'en diminuant le stress, elle améliore aussi d'autres fonctions intellectuelles, en particulier la mémoire. On dit qu'elle a des effets antidépresseurs et qu'elle améliore l'humeur.

D'autres effets bénéfiques ont été rapportés, surtout des propriétés anti-inflammatoires et antiallergiques qui ont soulagé quelques personnes souffrant d'arthrite. La prégnènolone était très populaire dans les années 1940 et l'intérêt qu'on lui portait s'est trouvé ravivé dans le domaine de l'antivieillissement.

LES SUPPLÉMENTS ANTIVIEILLISSEMENT NON ALIMENTAIRES

Le Gérovital

Le Gérovital ou GH3, KH3 est un des premiers médicaments antivieillissement qui sont devenus populaires dans les années 1950 et 1960 auprès de bien des gens dont des vedettes de cinéma et des politiciens. Le Gérovital a été inventé par un spécialiste roumain qui a désigné sous le nom de GH3 un mélange de l'anesthésiant dentaire, la procaïne, avec de petites quantités de potassium, de métabisulfate, de phosphate monoacide de sodium (OLF) et d'acide benzoïque. Ces ingrédients ajoutés agissent comme amortisseurs et comme stabilisateurs et retardent la décomposition de la procaïne en ses deux composantes, la DEAE (diéthylaminoéthanol) et le PABA (acide para-aminobenzoïque). Les DEAE et PABA sont tous deux des produits chimiques utiles que le corps humain synthétise naturellement. La DEAE favorise la production de neurotransmetteurs, tels que l'acétylcholine, qui sont essentiels pour le passage des impulsions électriques et, de ce fait, pour le bon fonctionnement du système nerveux. Le PABA stimule la flore bactérienne de l'intestin postérieur de l'embryon afin qu'il produise de la vitamine K. Le GH3 semble cependant avoir une propriété particulière : celle de pouvoir réduire faiblement et de façon réversible le taux d'enzymes MAO dans le cerveau (monoamine oxydase). La monoamine oxydase est un enzyme essentiel qui élimine les taux excessifs de produits neurochimiques dans le cerveau (neurohormones et neurotransmetteurs), surtout la dopamine, la sérotonine et la noradrénaline (norépinéphrine).

À partir de l'âge moyen, les taux de MAO commencent à s'élever tandis que les produits neurochimiques du cerveau diminuent. Il en résulte une diminution de la mémoire, de l'habileté à se concentrer et notamment une augmentation de l'incidence de dépression. En agissant comme un inhibiteur MAO réversible, un MAOI, le GH3 est reconnu pour contribuer directement à l'amélioration de la mémoire et de la concentration, au soulagement de la dépression et de l'insomnie et aussi à l'amélioration de la force musculaire, de l'activité et des taux d'énergie. D'autres revendications antivieillissement sont aussi faites pour le GH3 et pour une autre préparation semblable, qui possède la moitié de sa force, le KH3. On dit qu'il rajeunit les cellules, surtout les cellules musculaires, qu'il raffermit la peau et qu'il élimine les rides, qu'il soulage le stress et qu'il est bénéfique dans le traitement de beaucoup d'affections reliées au vieillissement. Les défenseurs du GH3 croient que son plus grand rôle en matière d'antivieillissement consiste à soulager du stress et à neutraliser les effets du cortisol (hormone du stress), tout au long de la vie, particulièrement en protégeant une partie du cerveau connue sous le nom d'hippocampe.

On rapporte que les effets secondaires sont peu nombreux mais que le GH3/KH3 ne devrait pas être utilisé par ceux qui prennent des antidépresseurs sur ordonnance médicale ou qui sont allergiques à la procaïne. Comme pour tout supplément, il est préférable de prendre du GH3 sur avis médical. On peut dire que même si beaucoup de gens ont trouvé que le GH3 leur était bénéfique, la majorité des professions médicales ne reconnaissent pas l'utilité de ce produit.

L'aminoguanidine

Même si on la connaissait déjà depuis un certain temps, l'aminoguanidine est un des médicaments antivieillissement les plus prometteurs qui ont été étudiés ces dernières années. Nous avons déjà discuté du processus de réticulation ou de la glycolysation des protéines par les molécules de glucose qui causent une accumulation d'AGE (produits terminaux de glycolysation avancée) – (voir La carnosine, page 97). C'est l'accélération de ce processus au fil des ans qui est tenue responsable de la plupart des dommages reliés à la vieillesse. Le processus de réticulation est encore plus marqué chez les diabétiques et on le croit responsable de plusieurs des complications qui sont associées à cette maladie.

Le rôle le plus important de l'aminoguanidine est de pouvoir inhiber le processus de réticulation et, de ce fait, de réduire les dommages qui peuvent en découler. Plus spécifiquement, il a été démontré qu'il était bénéfique dans les traitements de maladies cardiaques et artérielles, de cataractes et de glaucome, qu'il abaissait les taux de lipoprotéines à faible densité (une forme nuisible de cholestérol) et qu'il aidait à diminuer les effets et la progression de maladies rénales. Quelques spécialistes en antivieillissement croient que l'aminoguanidine se montrera utile dans la prévention et le ralentissement de beaucoup d'autres effets reliés à l'âge, entretenant la peau et toutes les structures qui contiennent du collagène, les os, les muscles, le système immunitaire et le fonctionnement des organes.

Les effets secondaires toxiques (nausée et mal de tête) ont été notés à des doses plus élevées chez les diabétiques. Cependant, une dose légèrement plus faible élimine ces réactions et l'aminoguanidine est considérée comme un produit sécuritaire et utile par ses partisans. Comme pour la plupart des suppléments antivieillissement, d'autres scientifiques croient que ce supplément n'est pas de grande utilité.

L'acétyl-L-carnitine

L'acétyl-L-carnitine ou ALC est une forme active d'aminoacide L-carnitine que le corps humain synthétise naturellement et que l'on trouve dans les viandes rouges, la volaille, le poisson et les produits laitiers. Cependant, ses partisans croient qu'il doit être pris comme supplément pour bénéficier de ses propriétés antivieillissement. Son rôle le plus important est d'agir sur les mitochondries des cellules et d'augmenter la quantité d'énergie cellulaire disponible. Cela a de grandes répercussions sur tout l'organisme, aidant à protéger les cellules de plusieurs formes de dommages. Les suppléments d'ALC ont surtout démontré qu'ils amélioraient la concentration et la mémoire, qu'ils protégeaient le cœur et la circulation sanguine, qu'ils renforçaient les muscles, qu'ils amélioraient le système immunitaire et qu'ils avaient un effet protecteur sur les cellules nerveuses. Son rôle dans la production d'énergie et dans l'utilisation des gras aide à régulariser le poids corporel. Il a été prouvé qu'il était bénéfique dans le traitement de nombre d'affections reliées à l'âge, y compris les maladies de Parkinson et d'Alzheimer. Quelques effets secondaires ont été rapportés, particulièrement lorsque les suppléments sont pris pour la première fois, tels que des maux de tête, de la nausée et de légers étourdissements. Les partisans maintiennent que les avantages de l'ALC l'emportent de loin sur ses inconvénients tandis que ses détracteurs croient qu'il ne peut faire aucun bien et qu'il pourrait même être nuisible.

La Centrophénoxine

La Centraphénoxine (Lucidril) est un autre supplément antivieillissement qui a été étudié largement pendant plusieurs années et qui a été utilisé en clinique, même si la plupart des preuves de son efficacité découlent de recherches sur les animaux. La Centrophénoxine est un composé de deux substances biochimiques, le diméthylaminoéthanol (DMAE) et le parachlorophénoxyacétate (pCPA). Le DMAE est une substance que le corps humain synthétise naturellement et qu'on trouve aussi dans les aliments protéinés, surtout le poisson et la viande. Le DMAE est une source de choline vitale pour la production de neurotransmetteurs, tels que l'acétylcholine, qui sont essentiels au fonctionnement du cerveau et du système nerveux. La Centrophénoxine a les effets antivieillissement les plus utiles sur le cerveau et sur les fonctions cognitives. Pendant le vieillissement, un pigment des déchets biochimiques, appelé lipofuscine, s'accumule dans les cellules du cerveau, affectant leur fonctionnement et causant éventuellement leur mort. La Centrophénoxine est capable d'éliminer la lipofuscine, aidant de ce fait à préserver le fonctionnement des cellules du cerveau. Elle possède aussi d'autres activités antioxydantes puissantes à l'intérieur du cerveau et a été utilisée pour améliorer la mémoire et les fonctions intellectuelles chez les personnes âgées et chez celles qui souffraient de la maladie d'Alzheimer. La Centrophénoxine stimule aussi la synthèse des protéines à l'intérieur des cellules du cerveau, aidant à la réparation physique des membranes et des composantes cellulaires. On croit que le pCPA, une composante de la Centrophénoxine, y joue aussi un rôle, ainsi que la DMAE.

En résumé, les partisans de la Centrophénoxine disent qu'elle agit comme énergiseur du cerveau, ralentissant et prévenant les effets du vieillissement. Les effets secondaires (dus à une augmentation des taux d'acétylcholine) comprennent les maux de tête, l'insomnie, l'irritabilité et l'hyperactivité, mais ils disparaissent à des doses plus faibles. Les gens atteints de la maladie de Parkinson et les femmes enceintes ou qui allaitent ne devraient pas prendre de Centrophénoxine et le médicament devrait seulement être pris sous supervision médicale. Beaucoup de scientifiques et de cliniciens ne recommandent pas l'utilisation de la Centrophénoxine, surtout chez les personnes en bonne santé, et les effets d'une utilisation à long terme ne sont pas connus.

L'Hydergine

L'Hydergine est un autre médicament qui possède des effets puissants sur le cerveau et qui appartient à une classe de composés appelés ergotalkoloïdes. Une de ses fonctions les plus importantes est de protéger le cerveau pendant des périodes de déséquilibre d'oxygène.

L'oxygène est une épée à deux tranchants pour l'organisme. Il est essentiel à la vie, mais il est également une source de production de radicaux libres. Lorsqu'une grande quantité d'oxygène est disponible, la production de radicaux libres est annulée par l'habileté que possède l'oxygène de les neutraliser. Cependant, pendant des moments où il y a trop ou trop peu d'oxygène, la production de radicaux libres s'accélère rapidement. Cela survient surtout à cause d'une réaction chimique appelée peroxidation alors que l'oxygène réagit avec les gras insaturés dans les membranes cellulaires. Les cellules du cerveau contiennent la plus forte proportion de gras insaturés en comparaison avec n'importe quelle autre partie de l'organisme et, de ce fait, elles peuvent largement générer des radicaux libres endommagés par l'oxygène. Il en résulte finalement une désintégration des membranes cellulaires et leur mort.

Pendant le vieillissement, l'athérosclérose ou le durcissement des artères survient souvent, causant une diminution de l'apport en oxygène aux tissus et aux organes, ce qui a des conséquences particulières pour le cerveau. On pense que le développement de la démence, avec tous ses symptômes conséquents d'irritabilité, de perte de mémoire à court terme, de confusion, etc., est éventuellement relié à la diminution de l'apport en oxygène.

La thérapie par l'Hydergine, surtout à des doses plus puissantes, améliore de façon significative les fonctions mentales des gens atteints de démence légère ou modérée et ce traitement est reconnu pour traiter cette affection. On pensait que cette amélioration survenait uniquement parce que l'Hydergine améliore le sang, donc aussi l'oxygène qui va au cerveau. On a cependant par la suite découvert que l'Hydergine était aussi bénéfique pour le cerveau parce qu'elle pouvait le protéger des dommages causés par les radicaux libres pendant les périodes de déséquilibre d'oxygène, qu'elle améliorait le processus du métabolisme survenant dans les cellules du cerveau et qu'elle encourageait la formation de nouvelles terminaisons nerveuses – les dendrites. C'est à travers les dendrites qu'une cellule nerveuse transmet les messages (impulsions électriques) à une autre et ces connections sont nécessaires pour rectifier le fonctionnement du système nerveux. On a aussi démontré que l'Hydergine inhibait l'accumulation de pigments de déchets, les lipofuscines, dans les cellules du cerveau et qu'elle favorisait la production et la libération de neurotransmetteurs.

Des études ont aussi été établies pour tester les effets de l'Hydergine sur le cerveau de personnes âgées en bonne santé et certaines de ces études ne sont pas encore terminées. Les premiers résultats indiquent que l'Hydergine peut agir avec efficacité pour préserver et protéger le fonctionnement du cerveau. Ceux qui reçoivent le traitement possèdent des taux plus élevés et plus performants d'activité électrique dans le cerveau, une baisse du cholestérol sanguin et démontrent une amélioration du rythme cardiaque et de la circulation.

En plus de l'utiliser pour le traitement de la démence, beaucoup de centres hospitaliers utilisent l'Hydergine pour traiter des patients dont la vie est menacée par un manque d'oxygène. Certains administrent aussi le médicament avant les interventions chirurgicales. Il n'est pas facile de se procurer de l'Hydergine, elle doit être prescrite par un médecin. Plusieurs spécialistes en antivieillissement croient que l'Hydergine deviendra un traitement majeur pour protéger le cerveau des gens en bonne santé. Les effets secondaires sont légers et peu nombreux, même avec l'administration de doses plus fortes et d'une utilisation à long terme. Ils se limitent à la nausée, un léger inconfort digestif et des maux de tête, habituellement à court terme seulement.

Le Piracétam

Le piracétam appartient à la classe de médicaments connus comme nootropes qui, dit-on, rehaussent les fonctions cognitives du cerveau. Le Piracétam est, sur le plan biochimique, semblable à certains acides aminés et est commercialisé sous un bon nombre de marques de commerce différentes. Il a été utilisé pour traiter la démence et on dit qu'il améliore la mémoire, l'habileté à apprendre et la concentration même si on ne comprend pas la façon dont il fonctionne. On croit qu'il possède des propriétés antioxydantes et qu'il favorise la circulation sanguine et la transmission de l'information au cerveau en étant impliqué dans le processus du métabolisme complexe. Le Piracétam n'est pas utilisé couramment en Amérique du Nord ou en Angleterre, mais il est prescrit dans beaucoup de pays européens. Les effets secondaires sont habituellement rares et de courte durée et comprennent des troubles digestifs et des maux de tête. Des recherches sur les effets bénéfiques que peut avoir le Piracétam sur l'antivieillissement se poursuivent avec intérêt.

La vinpocétine

La vinpocétine est un alkaloïde produit par la modification légère d'un extrait de la pervenche connue comme vincamine. Elle agit spécifiquement sur le cerveau, augmentant le métabolisme cérébral d'un nombre de moyens qui lui sont bénéfiques. Elle augmente la conversion de glucose en énergie et rehausse l'utilisation du glucose et de l'énergie par les cellules du cerveau. Elle dilate les vaisseaux sanguins cérébraux et rehausse l'élasticité des globules rouges dans le sang, facilitant ainsi la circulation du sang dans le cerveau, ce qui augmente la quantité d'oxygène disponible. Elle affecte les plaquettes sanguines (composantes qui sont impliquées dans la coagulation du sang) aussi bien que les érythrocytes, limitant ainsi la formation de caillots et diminuant de ce fait les risques de thromboses et de crises cardiaques. On a aussi démontré qu'elle protégeait le cerveau dans les cas de manque d'oxygène.

La vinpocétine est utilisée pour améliorer la mémoire, la perte d'élocution ou de coordination, les vertiges et les étourdissements qui résultent de problèmes au niveau des organes reliés à l'équilibre dans l'oreille interne, l'anxiété, l'insomnie, le glaucome et les affections des yeux. Elle peut aider à améliorer l'intellect et d'autres incapacités provenant d'une crise cardiaque ou de désordres circulatoires affectant le cerveau.

Quelques études menées chez des personnes en bonne santé ont démontré une amélioration du fonctionnement cognitif et de la mémoire à la suite de traitements à la vinpocétine. Ce médicament est habituellement considéré comme sécuritaire et les effets secondaires sont généralement rares et à court terme. Ils comprennent l'hypotension, une sensation de faiblesse, une hausse du rythme cardiaque, des troubles digestifs mineurs et une sécheresse de la bouche. Il devrait être pris uniquement sous supervision médicale et on considère que les meilleurs résultats surviennent lorsqu'on le prend sur une période d'au moins un an.

La nicotinamide

La nicotinamide adénine dinucléotide ou NADH est une coenzyme que le corps humain synthétise naturellement, qui est présente dans toutes les cellules du corps mais surtout dans le cerveau. Une coenzyme est une substance qui active une ou plusieurs enzymes, les catalyseurs de protéines nécessaires pour déclencher les réactions du métabolisme dans les cellules vivantes. Les coenzymes sont souvent la forme active des vitamines. La NADH est la forme active de la vitamine B3. Elle a un rôle complexe et vital dans tous les cycles impliqués dans l'approvisionnement énergique des cellules. Elle est synthétisée par le corps humain et se trouve aussi dans les aliments, surtout dans la viande, le poulet, le poisson et la levure. Pour diverses raisons, une grande quantité de NADH contenue dans les aliments se perd avant qu'elle puisse être utilisée à l'intérieur des cellules. De ce fait, la NADH doit être prise sous forme de suppléments si on veut profiter des bienfaits qu'elle procure.

En raison du vieillissement, la quantité d'énergie disponible au cerveau diminue et on croit qu'il s'agit d'un facteur dans le développement d'affections telles que la démence et la maladie de Parkinson. Un supplément de NADH fut développé en 1980 et des études cliniques furent menées auprès de gens qui souffraient de la maladie d'Alzheimer. Tous les patients ont montré des signes significatifs d'amélioration. D'autres tests ont été menés auprès de gens souffrant de la maladie de Parkinson et de dépression reliée à l'âge, et des améliorations notables ont de nouveau été remarquées. Les résultats obtenus avec la maladie de Parkinson étaient particulièrement encourageants car on croit que la NADH augmente la production de dopamine dans le cerveau, une substance absente chez les gens atteints de cette maladie et que les thérapies médicamenteuses traditionnelles n'ont pas été capables de régler.

Plus que tout, la NADH semble avoir un effet positif (via les interactions biochimiques complexes) sur la production des neurotransmetteurs naturels du cerveau, incluant la dopamine et la noradrénaline, et semble aussi augmenter la disponibilité de l'énergie. Des études plus poussées ont démontré que le traitement au NADH est bénéfique pour ceux qui souffrent du syndrome de fatigue chronique. Plusieurs spécialistes en antivieillissement croient que cette substance naturelle peut prévenir des attaques de troubles du cerveau reliés à l'âge. Aucun effet secondaire n'a été rapporté et, tandis que beaucoup de scientifiques demeurent sceptiques, les gens qui utilisent la NADH continuent de vanter ses mérites.

La S-adénosyl L-méthionine

La S-adénosyl L-méthionine ou SAMe est une substance que le corps humain synthétise naturellement à partir de l'acide aminé (protéine) méthionine. La méthionine en soi est présente dans les aliments riches en protéines tels que la viande, le poulet et le poisson. Un produit de déchets toxiques de la méthionine, l'acide aminé homocystéine, est connu pour son implication dans le développement de maladies cardiaques et de l'ostéoporose, d'affections inflammatoires et de démence. La SAMe est synthétisée par une réaction enzymatique qui survient en premier lieu après la noirceur et qui est liée au fonctionnement de l'horloge biologique interne (voir La mélatonine, pages 32, 158). Pendant le vieillissement, le taux de SAMe diminue et est reflété par la hausse de la quantité d'homocystéine.

La SAMe est de loin le participant le plus important dans le processus connu sous le nom de méthylation, dans lequel un groupe méthyl (CH2) est donné à une autre molécule, souvent le DNA ou une protéine. La méthylation survient pendant toute la vie et est essentielle à plusieurs processus vitaux : la réparation du DNA et la manifestation des gènes, l'action des hormones et des neurotransmetteurs et l'entretien de la gaine de myéline autour des nerfs ainsi que la réparation du cartilage et des articulations. Elle est aussi impliquée dans l'élimination des produits de déchets toxiques produits par le foie. La méthylation ne peut pas survenir sans le SAMe, qui peut aussi rendre inactif l'acide aminé toxique, l'homocystéine, décrit ci-dessus. Conjointement avec l'acide folique, la vitamine B12 et le zinc, le SAMe peut amorcer un processus qui convertit l'homocystéine en un antioxydant valable, le glutathion. Après avoir donné son groupe méthyl, le composé SAMe demeure toujours une source utile pour d'autres molécules telles que les sulfates.

Le SAMe s'est montré utile dans le traitement de la dépression ; il semble qu'il agisse sur les sites récepteurs pour les neurotransmetteurs du cerveau tels que la sérotonine et la dopamine, contrant les effets de sautes d'humeur de ces produits chimiques naturels. Il a été démontré qu'il diminuait la douleur dans les cas d'arthrite et qu'il maintenait la santé du cartilage des articulations, pour ne pas dire qu'il l'améliorait. Dans ces deux circonstances, le SAMe a produit une amélioration sans les effets secondaires qui peuvent survenir lors de traitements conventionnels. Le SAMe a prouvé qu'il était utile dans le rétablissement des fonctions du foie chez les gens qui souffrent de troubles qui découlent d'un abus de médicaments ou d'alcool (cirrhose) ou de maladies telles que l'hépatite. Cela s'explique par le fait que le SAMe a fait ses preuves au niveau du foie dans l'élimination des poisons.

L'utilisation du SAMe en est encore à ses premiers balbutiements et, pour l'instant, ce produit est seulement prescrit dans quelques pays pour le traitement de la dépression. Les taux de SAMe baissent naturellement avec l'âge, en ayant des conséquences contraires pour la méthylation et la protection de l'ADN, et plusieurs spécialistes croient que cette substance deviendra un des composés clés pour un vieillissement en santé. Les effets secondaires sont rares, habituellement de courte durée, et comprennent des troubles digestifs et de la nervosité. Le SAMe est maintenant offert sous forme de comprimés, même s'il demeure relativement coûteux.

Les thérapies alternatives et complémentaires

Strictement parlant, les thérapies alternatives sont celles pour lesquelles les praticiens reçoivent une formation médicale et clinique et doivent passer des examens avant de pouvoir exercer, par exemple l'ostéopathie et la chiropraxie.

Les thérapies complémentaires comprennent plusieurs autres formes de soins qui ne nécessitent pas nécessairement de formation médicale. En pratique, cependant, la plupart des thérapeutes complémentaires reçoivent une formation et doivent compléter des cours dans la discipline de leur choix afin d'offrir leurs services dans un domaine particulier.

Les thérapies complémentaires doivent cependant toujours avoir pour but d'assister et de soutenir la médecine conventionnelle et de ne jamais la remplacer. Ces dernières années, on remarque un intérêt accru pour différentes formes de soins, pas seulement de la part du public, mais aussi de celle de la profession médicale.

Plusieurs personnes trouvent de l'aide dans ces méthodes qui ont l'avantage général d'être des formes douces de soins qui ne produisent pas d'effets secondaires. Il est cependant fréquent d'observer une aggravation des symptômes avant de ressentir une amélioration.

Dans le domaine de l'antivieillissement, les thérapies alternatives et complémentaires peuvent aider de plusieurs façons importantes : en atténuant la douleur et d'autres symptômes d'une affection reliée à l'âge, en soulageant le stress et l'anxiété et en aidant au plan des problèmes émotionnels en rehaussant le sentiment de bien-être ou la croyance que le processus de guérison est en route. Elles peuvent soutenir le système immunitaire et l'esprit dans la lutte contre une affection spécifique ou plus générale reliée à l'âge. De ce fait, ces thérapies peuvent favoriser les ressources internes de guérison de l'organisme.

Certaines des thérapies pouvant aider au plan du vieillissement sont brièvement décrites ci-dessous et vous pouvez, si vous le désirez, vous renseigner davantage sur l'une ou plusieurs d'entre elles. Cependant, si vous avez des symptômes particuliers ou des problèmes de santé, vous devriez toujours demander un avis médical.

L'ACUPUNCTURE

L'acupuncture est une ancienne thérapie chinoise qui consiste à enfoncer des aiguilles dans la peau à des points spécifiques du corps. Des aiguilles très fines, stérilisées et jetables sont utilisées et on ne devrait ressentir ni inconfort ni douleur. En pratique moderne, on utilise parfois des rayons laser et des courants électriques pour augmenter l'efficacité des aiguilles.

Les médecins occidentaux croient que l'acupuncture peut travailler en stimulant des cellules neuro-sécrétoires pour libérer les inhibiteurs de douleur naturels, les endorphines. D'après les Chinois, les points spécifiques du corps dans lesquels les aiguilles d'acupuncture sont enfoncées sont situés le long des méridiens, des flux d'énergie ou circuits reliés aux organes internes du corps. L'énergie est connue sous le nom de qi (ch'i) et les aiguilles sont manipulées pour diminuer ou augmenter le flux ou le débloquer s'il est entravé. La médecine chinoise traditionnelle voit dans le corps deux forces naturelles opposées mais complémentaires, le yin et le yang. Les maux et les maladies seraient causés par un déséquilibre du yin et du yang, lequel peut être corrigé à l'aide de l'acupuncture.

En Occident, l'acupuncture a d'abord été utilisée pour soulager les rhumatismes, l'arthrite et les douleurs au dos. Elle peut cependant aider à soulager d'autres problèmes dont le stress, les allergies, les troubles digestifs et les symptômes de sevrage (ex. : quelqu'un qui veut arrêter de fumer).

Les acupuncteurs qualifiés suivent une formation de trois ans et appartiennent à une association professionnelle. Comme il est facile d'utiliser le titre d'acupuncteur, il est nécessaire de s'assurer que le praticien qu'on consulte est vraiment qualifié dans le domaine. Plusieurs omnipraticiens ont maintenant des ententes avec les acupuncteurs afin de leur adresser certains patients.

LA TECHNIQUE ALEXANDER

La technique Alexander est basée sur la bonne posture et sur la correction de mauvaises habitudes qui, après plusieurs années, causent des tensions inhabituelles dans le corps, provoquant souvent des douleurs et créant une pression sur les organes internes. La technique Alexander ne représente aucun danger et favorise un équilibre entre le corps et l'esprit. Un praticien aide le client à se détendre et à relâcher la tension musculaire (éventuellement en pratiquant quelques manipulations ou positionnements doux) et aide progressivement la personne à apprendre à circuler et à bouger plus efficacement, avec un minimum d'effort. Avec de l'exercice, il est possible d'apprendre à bien utiliser l'organisme, ce qui devient naturel pour la personne. La technique est bénéfique aux gens de tout âge et a fait ses preuves auprès des athlètes, des danseurs, des acteurs et des conférenciers.

Plusieurs maux peuvent être soulagés, dont la dépression, le stress, les maux de tête, l'anxiété, l'asthme, l'hypertension, les troubles respiratoires, l'arthrite, la sciatique et l'ulcère de l'estomac.

L'AROMATHÉRAPIE

L'aromathérapie est une méthode de guérison qui utilise des huiles essentielles à base de plantes concentrées, qui sont souvent hautement aromatiques. Différentes parties d'une même plante peuvent produire leur propre sorte d'huile, qui est extraite par un processus spécial. Les huiles essentielles utilisées en aromathérapie ont tendance à être coûteuses, car il faut d'énormes quantités de matériaux pour les extraire par une suite de procédés complexes. Les huiles ont des propriétés curatives parfois reconnues depuis les temps anciens et elles sont utilisées depuis fort longtemps.

Les huiles essentielles sont fortement concentrées, volatiles et aromatiques, et elles changent, s'évaporent et se détériorent facilement si elles sont exposées à la lumière, à la chaleur et à l'air. La plupart du temps en aromathérapie, les huiles essentielles sont utilisées sous une forme diluée soit dans de l'eau soit dans une autre huile appelée base ou transporteur. Ces mélanges ont une durée de conservation d'à peine deux ou trois mois sur les tablettes ; elles sont habituellement mélangées en petites quantités au moment de leur utilisation.

Différentes techniques sont utilisées en aromathérapie, dont le massage est la plus connue. Les huiles essentielles traversent la peau et pénètrent dans le corps, exerçant des guérisons et des effets bénéfiques sur les tissus et les organes internes. Les huiles utilisées pour le massage devraient toujours être mélangées avec une base ; un aromathérapeute fabriquera un mélange individuel, en se basant sur l'histoire détaillée du client.

L'ajout de gouttes d'huiles essentielles dans l'eau du bain est une autre façon de profiter de certains bénéfices qu'offre l'aromathérapie. En plus d'avoir des effets apaisants et relaxants, de soulager les maux et les douleurs, les vapeurs sont inhalées lorsqu'elles s'évaporent de l'eau chaude. On pense que l'inhalation est le mode de traitement le plus direct et le plus rapide car en se volatilisant, les molécules d'huiles essentielles agissent directement sur les organes olfactifs et sont immédiatement perçues par le cerveau. L'inhalation peut être faite en additionnant une ou deux gouttes d'une huile dans un bol d'eau bouillante, en mettant le visage au-dessus du bol et en se recouvrant la tête d'une serviette.

Les huiles aromatiques peuvent être utilisées dans la maison, mais les gens qui souffrent d'asthme, d'hypertension, d'allergies de la peau et les femmes enceintes devraient les utiliser avec précaution. De nombreux maux et états peuvent tirer profit de l'aromathérapie, y compris l'arthrite, les rhumatismes, les troubles digestifs et de la gorge, les infections buccales et urinaires, les symptômes de la ménopause et les problèmes de circulation. Les thérapeutes croient que l'aromathérapie peut être préventive et protectrice en regard de certaines maladies et affections reliées à l'âge.

L'ENTRAÎNEMENT AUTOGÈNE

L'entraînement autogène est une forme de thérapie qui cherche à enseigner à une personne à se détendre, en la soulageant du stress. Cela consiste à apprendre une série de six exercices de base qui peuvent se faire soit allongé, soit assis dans un fauteuil ou sur le bord d'une chaise avec la tête penchée en avant et le menton reposant sur la poitrine. En apprenant les techniques et les exercices de l'entraînement autogène, une personne peut atteindre un stade de relaxation et de tranquillité, avoir un sommeil plus réparateur, être habituellement plus énergique et ressentir un plus grand sentiment de bien-être. L'entraînement autogène est enseigné en sessions de petits groupes ou en sessions particulières.

LA MÉDECINE AYURVÉDIQUE

La médecine ayurvédique est une forme de thérapie indienne holistique qui gagne un nombre croissant d'adeptes dans les pays occidentaux. Les mesures préventives et le maintien d'une bonne santé constituent une grande partie de la philosophie ayurvédique qui soutient que la vie est gouvernée par trois forces, chacune contrôlant un nombre de fonctions différentes. Un praticien obtient une image détaillée de chaque aspect de la vie de son patient et peut lui préconiser une forme de traitement en particulier dans le but d'apporter des changements quelconques, même s'il n'a aucun symptôme d'affection.

Les méthodes de traitement comprennent une grande diversité de médicaments qui sont dérivés de sources végétales et minérales, la méditation, le yoga et d'autres exercices, des cérémonies religieuses, des bains d'eau et de vapeur, des massages et une alimentation particulière. Depuis des siècles, les traitements ayurvédiques sont dérivés des coutumes et du travail de nombreuses personnes, bien que plusieurs n'aient pas été soumis à des études scientifiques rigoureuses. L'emphase mise sur la prévention est l'une des principales forces de cette forme de thérapie, ce qui la rend éminemment appropriée pour l'antivieillissement. Le fait que le praticien et le patient doivent nécessairement développer une relation de travail très proche est la preuve incontestable de son utilité et met en confiance ceux qui suivent des traitements.

LES ÉLIXIRS FLORAUX DU DR BACH

Les élixirs floraux du Dr Bach consistent en trente-huit préparations dérivées de fleurs fraîchement cueillies, que l'on fait flotter sur de l'eau de source. Des gouttes des remèdes diluées sont ensuite utilisées pour traiter nombre d'affections émotionnelles et physiques différentes Les élixirs floraux du Dr Bach sont doux et entièrement sécuritaires, et peuvent être utilisés par des gens de tout âge sur une base d'autoaide. Même si on ne peut expliquer scientifiquement leur efficacité, ils apportent beaucoup de soulagement à bien des gens. Il vaut la peine de les essayer, sachant qu'ils peuvent aider et ne causeront certainement aucun mal.

LA CHIROPRAXIE

La chiropraxie est utilisée pour apporter un soulagement par la manipulation, principalement de la colonne vertébrale, afin de rectifier tout problème présent. Une déviation de la colonne vertébrale peut entraîner de nombreux problèmes qui ne seront pas nécessairement associés au dos. Cependant, le travail du chiropracteur repose en grande partie sur le traitement des douleurs au dos qui sont reliées de près au vieillissement. Les médecins reconnaissent de plus en plus la valeur de la chiropraxie pour soigner les problèmes de dos, mais sont probablement moins certains du plus grand rôle qu'elle mène. La plupart des gens ont des malformations de la colonne vertébrale qui datent parfois de la naissance ou de la petite enfance. La chiropraxie peut aider beaucoup de gens, parfois de façon insoupçonnée, mais il est essentiel de trouver un praticien qualifié si cette forme de thérapie vous intéresse.

LA THÉRAPIE PAR LA COULEUR

La thérapie par la couleur utilise des lumières colorées pour traiter les maladies et les affections et pour aider à recouvrer la santé. Il est bien connu que les êtres humains répondent aux lumières colorées et sont affectés par les rayons de diverses longueurs d'onde. Cela touche même les gens aveugles, ce qui prouve que le corps humain peut répondre de façon subtile aux radiations électromagnétiques. Les thérapeutes de la couleur croient qu'une partie de cette réponse implique le fait que chaque personne émet un pattern unique de couleur, ou aura, qui peut être enregistré par une méthode connue sous le nom de photographie Kirlian. Des perturbations dans l'aura indiquent la présence d'affections ou de maladies.

Le traitement consiste à baigner le corps dans un mélange approprié de lumières colorées, déterminées par le thérapeute. Le but est de restaurer l'équilibre naturel de l'aura. Presque tous les cas peuvent être traités par cette méthode. En médecine conventionnelle, on accepte le fait que les couleurs exercent des influences subtiles sur les gens, surtout sur leur humeur et leur bien-être psychologique.

La thérapie par la couleur peut vraiment aider à la guérison, même en l'absence d'explications scientifiques ; c'est une forme de traitement doux et sécuritaire.

LA PHYTOTHÉRAPIE

La phytothérapie peut être considérée comme le précurseur de la pharmacologie moderne et elle est utilisée de nos jours comme une méthode efficace et naturelle pour traiter et prévenir la maladie. À ces fins, il est recommandé de l'utiliser en antivieillissement. On dit que l'utilisation de plantes médicinales date du début de l'humanité et les premières archives remontent à 1500 av. J.-C. et à la civilisation égyptienne. Même alors, l'utilisation des plantes médicinales remontait à des centaines d'années et les notes sur leur efficacité non seulement s'étalaient sur des siècles, mais provenaient de chaque pays et culture aussi. En général, la phytothérapie est trois ou quatre fois plus populaire que la médecine traditionnelle.

Les plantes médicinales sont des substances synthétiques organiques qui ne sont pas fabriquées par les êtres humains et qui possèdent une affinité pour le corps humain. Elles peuvent être utilisées pour traiter un grand nombre d'affections et de désordres et peuvent aider à restaurer une sensation de bien-être et de détente nécessaire pour soutenir les défenses naturelles de l'organisme contre les maladies. Le choix d'un traitement devrait idéalement se baser sur un minutieux bilan de santé et être fait par un praticien qualifié expérimenté. Cependant, nombre de remèdes sont maintenant offerts dans les pharmacies, les magasins d'aliments naturels, etc., et beaucoup de gens choisissent de se soigner eux-mêmes. Il faut faire attention si tel est le cas car certaines plantes médicinales sont puissantes et peuvent entraîner des effets secondaires. Elles peuvent aussi interagir avec les médicaments traditionnels et c'est pourquoi il n'est pas recommandé de prendre des remèdes à base de plantes en même temps qu'un médicament traditionnel sous ordonnance médicale sans l'approbation d'un médecin, surtout s'il s'agit de plantes chinoises dont certaines sont dangereuses. L'origine d'autres plantes peut être douteuse et elles peuvent contenir des impuretés.

L'HOMÉOPATHIE

L'homéopathie, une des thérapies alternatives les plus connues, est largement utilisée avec la médecine traditionnelle. Elle a une approche holistique dont le but est l'état de santé du patient, surtout son bien-être psychologique et émotionnel, lesquels sont considérés comme étant hautement significatifs. Un remède homéopathique doit convenir à la fois pour les symptômes et pour les caractéristiques et le tempérament du patient. De ce fait, deux patients ayant la même maladie peuvent se voir prescrire des remèdes différents qui conviennent à leur nature individuelle. De même, un remède peut être utilisé pour traiter différents groupes de symptômes ou de maux.

Les remèdes homéopathiques sont basés sur le concept de traiter le mal par le mal, une ancienne philosophie qui a été reprise au XIXe siècle. Ils sont dérivés de sources végétales, animales et minérales. Les substances utilisées sont d'abord trempées dans l'alcool pour en extraire leurs ingrédients essentiels et pour produire une solution appelée teinture mère. Cette solution est ensuite diluée plusieurs fois, les remèdes les plus dilués étant reconnus pour avoir un plus grand potentiel. Les remèdes sont fabriqués en granules ou ils peuvent être utilisés sous forme d'onguents, de solutions, de poudres, de suppositoires, etc. Les remèdes à haut potentiel (c'est-à-dire les plus dilués) sont prescrits pour les symptômes graves.

Il est reconnu que les remèdes homéopathiques sont sécuritaires et n'entraînent aucune dépendance, même les plus concentrés contiennent des quantités infinitésimales de la substance originale. Quelques remèdes homéopathiques se trouvent maintenant en vente libre dans les pharmacies et dans les boutiques d'aliments naturels, mais il est préférable de consulter un homéopathe qualifié (certains sont médecins) afin d'obtenir le meilleur traitement individuel. L'homéopathie est une médecine douce, qui convient à tous les groupes d'âges et qui peut traiter beaucoup de maux et d'affections incluant ceux qui sont reliés au vieillissement.

L'HYDROTHÉRAPIE

L'hydrothérapie est l'utilisation de l'eau pour soigner et soulager une variété de maux, soit par douches ou par bains chauds ou tièdes, par bains de vapeur ou de sels, par enveloppements ou par applications de froid. Les effets de détente et de soulagement de la douleur d'un bain chaud sont connus de tous mais d'autres techniques d'hydrothérapie sont peut-être moins familières. L'hydrothérapie doit être utilisée avec précaution chez les personnes âgées, les très jeunes enfants et ceux qui souffrent de certaines affections et maladies. Ses principaux bénéfices sont le traitement de la douleur chronique, telle que l'arthrite et les rhumatismes, le renforcement du système immunitaire (qui est vital pour l'antivieillissement), la stimulation de la circulation sanguine et le soulagement du stress et de l'anxiété.

LA THÉRAPIE PAR LE RIRE

Non seulement la thérapie par le rire est amusante, mais elle peut s'exercer en tout temps, n'importe où ! Vous pouvez rire seul ou en compagnie et si au début vous vous sentez gêné, commencez par sourire. Le rire aux éclats soulage le stress et la dépression, améliore le sentiment de bien-être et est une forme d'exercice aérobique, qui sont tous des facteurs antivieillissement !

LE MASSAGE

Le massage ou la friction d'une partie douloureuse du corps est une réponse naturelle chez l'être humain. Le massage thérapeutique, qui incorpore souvent l'utilisation d'huiles parfumées, était déjà utilisé en 3 000 av. J.-C. et il fait partie de beaucoup d'autres thérapies. De nos jours, il est utilisé dans le but de détendre et de soulager un stress mental et physique et les tensions qui proviennent souvent d'un étirement et d'une douleur musculaire. Il est aussi utile pour le traitement des migraines, de l'hypertension, de l'insomnie, de la sinusite et de l'hyperactivité, et stimule la circulation sanguine et le système immunitaire. Le massage procure une sensation de calme et de bien-être, spécialement utile pour ceux qui sont sujets à de légères dépressions.

Des techniques variées sont utilisées et la valeur thérapeutique du massage est bien reconnue par les praticiens en médecine traditionnelle.

LA NATUROPATHIE

Comme son nom l'indique, la naturopathie dépend énormément de la nature et des choses naturelles; c'est une philosophie holistique qui n'est pas seulement une façon d'aborder la guérison mais un mode de vie. La naturopathie s'occupe aussi bien de la prévention de la maladie que du traitement en soi ; c'est donc une approche extrêmement convenable en regard du vieillissement. Elle a à son actif plusieurs éléments clés : la nutrition et l'alimentation, incluant l'utilisation de suppléments en vitamines et en minéraux lorsque c'est nécessaire, la désintoxication (l'utilisation du jeûne pour de courtes périodes de temps ou de diètes contrôlées et de suppléments pour aider l'élimination naturelle des substances toxiques), l'hydrothérapie, l'exercice, d'autres thérapies alternatives et des services de conseils sur le mode de vie.

On peut croire que le domaine de la naturopathie est de grande envergure et la plupart des praticiens développent des secteurs d'intérêts particuliers. Un naturopathe souhaitera toujours connaître l'histoire détaillée du client avant de recommander un traitement en particulier. L'approche naturopathe se base sur des principes sains ; c'est une thérapie douce qui convient particulièrement au soulagement et à la prévention des problèmes reliés à l'âge.

L'OSTÉOPATHIE

L'ostéopathie est une technique qui utilise des manipulations et le massage pour aider à rectifier des problèmes de colonne vertébrale, d'articulations et de muscles afin de leur permettre de fonctionner de nouveau en douceur et avec efficacité. En vieillissant, presque tout le monde a ou développe des problèmes du squelette, des articulations ou des muscles. Un trauma ou un accident peuvent en être la cause initiale, mais parfois il s'agit d'une ancienne blessure qui se réveille à l'âge mûr ou à la vieillesse. Un mauvais alignement physique peut causer en soi de la douleur ou faire en sorte qu'une personne développe inconsciemment un mauvais maintien ou qu'elle crispe des muscles pour compenser. Cela entraîne éventuellement une douleur dans une région qui fait partie du site du problème. Crisper les muscles et devenir tendu en réponse à un stress psychologique, surtout s'il est prolongé, peut entraîner des problèmes aux os et aux articulations. La plupart des gens qui recherchent les services d'un ostéopathe le font pour soigner une douleur souvent grave et souvent reliée à un problème du dos. Après un examen minutieux, l'ostéopathe manipule et masse les articulations, la colonne vertébrale et les muscles pour rectifier tout mauvais alignement et pour apporter un soulagement à la douleur.

Il existe bien d'autres thérapies complémentaires qui peuvent être utiles aux gens dans la prévention et le traitement d'affections particulières. Il est impossible de toutes les décrire ici, mais si cela vous intéresse, des informations sont disponibles sur la plupart des traitements alternatifs. Les thérapies les plus inhabituelles peuvent cependant ne pas se donner dans votre région et, bien entendu, le coût de ces traitements doit toujours être pris en considération.

LES AFFECTIONS ET LES TRAITEMENTS

Exemples sélectionnés d'affections reliées à l'âge et les traitements antivieillissement suggérés

LA MALADIE D'ALZHEIMER

La maladie d'Alzheimer, une maladie dégénérative du cortex cérébral, est la cause de démence la plus fréquente parmi les personnes âgées. Elle est causée par l'accumulation de déchets anormaux à l'intérieur des cellules. Cette maladie est progressive et les personnes qui en souffrent peuvent présenter une série de symptômes tels que la perte de mémoire à court terme, la confusion, l'incapacité de se concentrer, l'irritabilité et le manque d'hygiène personnelle. Dans les stades plus avancés, la personne peut progressivement ne plus reconnaître les membres de sa famille, souffrir de changement de personnalité, perdre la parole et devenir incontinente. Il n'existe aucun remède, mais certains médicaments qui améliorent la disponibilité des substances neurochimiques naturelles peuvent aider.

D'autres thérapies pouvant s'avérer utiles comprennent la remémoration des souvenirs, la musique pour stimuler la mémoire, les jeux de cartes et de société pour faire travailler l'esprit, etc., et ce sont souvent les approches utilisées dans les résidences de soins pour personnes âgées. L'alimentation demeure un facteur important, tout comme les suppléments de vitamines et de minéraux, au besoin. Comme nous en avons discuté dans les chapitres précédents, plusieurs éléments alimentaires protègent le cerveau et ils sont particulièrement importants pour une personne atteinte de la maladie d'Alzheimer. Parmi ces suppléments, on trouve les vitamines B et E, le sélénium, la coenzyme Q10, le Ginkgo biloba, la carnosine, les phospholipides, le GH, la prégnènolone, le Gérovital, l'acétyl-L-carnitine, la Centrophénoxine, l'Hydergine, le Piracétam, la NADH et le SAMe.

LES MALADIES ARTÉRIELLES – L'ATHÉROSCLÉROSE ET LES CARDIOPATHIES

Une certaine dégénérescence des artères est une conséquence presque inévitable du vieillissement, mais elle ne devrait pas entraîner de conséquences négatives. Cependant, l'athérosclérose, une maladie dégénérative qui consiste en l'accumulation de dépôts de gras sur les parois des artères, menant au rétrécissement de leur diamètre interne et, de ce fait, réduisant la circulation sanguine, est reliée en grande partie à l'alimentation et au mode de vie occidentaux.

Une forte consommation de gras saturés (animaux) et de sel, une faible consommation de fruits, de légumes et de fibres ainsi qu'un manque d'exercice font en sorte qu'on décèle de plus en plus chez les enfants les premiers signes d'athérosclérose. Cette situation est préoccupante puisque l'athérosclérose est étroitement reliée à la formation de thromboses, de cardiopathies et de crises cardiaques. On croit que ces affections souvent fatales toucheront de plus en plus les jeunes adultes à moins que la situation ne puisse être rectifiée. Dans les pays occidentaux, l'athérosclérose et les cardiopathies sont étroitement interreliées. Les cardiopathies peuvent prendre plusieurs formes différentes, mais elles peuvent souvent être évitées. Les principaux facteurs de risque, en ce qui concerne l'athérosclérose et les cardiopathies, sont en tout premier lieu la cigarette, une mauvaise alimentation, l'obésité et certains facteurs reliés au mode de vie tels que le manque d'exercice et le stress.

Cesser de fumer, adopter une alimentation saine qui protège le cœur et la circulation sanguine, perdre l'excès de poids, faire régulièrement de l'exercice aérobique et éviter le stress sont les mesures clés que chaque personne devrait prendre pour réduire les risques. Les suppléments pouvant aider sont la coenzyme Q10 et le SAMe (qui élimine un acide aminé dangereux, l'homocystéine, impliqué dans le développement de l'athérosclérose et des cardiopathies). Beaucoup de gens prennent chaque jour une demi-aspirine ou une aspirine pour enfant afin de liquéfier le sang et diminuer les risques de coagulation. Il faut cependant être prudent, car l'aspirine peut occasionner des saignements dans le système digestif chez les gens dont le système digestif est sensible et il est préférable de demander un avis médical avant d'en prendre régulièrement. Bien des thérapies complémentaires soutiennent le cœur et les artères soit directement, comme certains remèdes à base de plantes médicinales, soit indirectement, comme des mesures qui combattent le stress, abaissent la pression sanguine et rendent la circulation sanguine plus efficace.

LE DIABÈTE SUCRÉ

Le diabète se présente sous deux formes dont les symptômes et les problèmes sont semblables, mais une seule forme est reliée à la vieillesse.

Le diabète est essentiellement un problème métabolique complexe impliquant l'énergie des molécules, le glucose, qui est principalement dérivé des glucides contenus dans les aliments, mais aussi des gras et des protéines. Dans les cas de diabète, on remarque une accumulation du glucose dans le sang causée par un manque d'insuline, une hormone vitale produite par les cellules du pancréas. Le glucose n'est pas décomposé pour libérer de l'énergie, mais il s'accumule dans le sang, entraînant de l'hyperglycémie. Il est aussi excrété par les reins (un test important pour les diabétiques consiste à mesurer la quantité de glucose présent dans l'urine). Les premiers symptômes de diabète comprennent une soif excessive, une miction fréquente, la fatigue, des infections récurrentes et une perte de poids. Si cet état demeure non traité, d'autres symptômes plus graves peuvent se développer, entraînant dans les pires cas des convulsions et le coma.

Une forme de diabète, le diabète sucré insulinodépendant ou DID, apparaît habituellement chez les jeunes enfants ; on l'appelle le diabète juvénile. Comme son nom le laisse entendre, le DID nécessite un traitement à l'insuline qui comporte des injections et une alimentation surveillée de près. Il existe un autre type de diabète plus fréquent qui se développe chez les personnes plus âgées, soit le diabète non insulinodépendant ou

DNID, que l'on nommait au début le diabète mature. Ce type de diabète touche 15 % de la population âgée de plus de 50 ans, mais l'incidence peut être plus élevée car, bien souvent, il n'est pas diagnostiqué. Cette situation est inquiétante puisque les diabètes non soignés, tout particulièrement, peuvent entraîner nombre de risques potentiellement dangereux pour la santé. Quiconque souffre de diabète a un risque accru de développer des troubles de la vue, des problèmes rénaux, des maladies artérielles et des cardiopathies, mais avec des soins, ces affections peuvent être minimisées et contrôlées. Le DNID peut parfois être traité par une alimentation surveillée mais, selon la gravité, certains cas peuvent nécessiter des injections d'insuline.

Qu'il soit nécessaire ou non de prendre de l'insuline, l'alimentation est critique dans le traitement du diabète. Les recommandations sont heureusement les mêmes que pour une alimentation saine, c'est-à-dire une alimentation basée sur les glucides complexes, qui sont riches en amidon et en fibres et qui assurent une libération lente d'énergie, permettant ainsi d'éviter les hausses de glucose dans le sang. Il faudrait éviter le sucre raffiné, sous toutes ses formes, quoique cela semble ironique ; en effet, pour contrer une crise d'hypoglycémie, il est préférable d'ingérer du glucose ou du sucrose.

L'hypoglycémie ou un faible taux de sucre dans le sang est une affection qui touche principalement les gens qui reçoivent de l'insuline, bien que tout diabétique risque d'en être atteint. Une crise d'hypoglycémie survient lorsqu'un déséquilibre se produit entre la dose d'insuline injectée et la quantité de glucides consommés, entraînant un trop faible taux de glucose dans le sang. Voilà pourquoi de nombreux diabétiques doivent surveiller de près leur alimentation et peuvent avoir besoin de prendre plusieurs petits repas pendant une journée. Les personnes souffrant d'hypoglycémie sont souvent capables de reconnaître les premiers symptômes d'une crise : étourdissements, faiblesse, sueurs et confusion. Ils peuvent remédier à la situation en prenant du glucose par voie orale. Sans traitement, la personne devient de plus en plus perturbée et peut sombrer dans l'inconscience et le coma. (Il ne faut pas oublier qu'une personne qui semble être ivre peut, en réalité, faire une crise d'hypoglycémie.)

Il faut recourir aux services d'urgence dès qu'un patient nécessite du glucose par injection pour reprendre conscience. Les hypoglycémiques portent habituellement un bracelet spécial ou possèdent une carte faisant état de leur affection.

Afin de diminuer le risque de développer le DNID, il faut éviter de consommer trop de sucre et avoir une alimentation saine en tout temps. Il est aussi important de perdre du poids, si c'est nécessaire, surtout dans les cas d'obésité. L'incidence accrue de DNID est directement reliée à la hausse du taux d'obésité. On incite souvent les gens de plus de 50 ans à subir régulièrement des tests sanguins, car le DNID survient fréquemment de façon insidieuse et passe souvent inaperçu.

Nombre d'aliments et de substances naturelles sont utiles dans les cas de diabète, aussi bien directement qu'indirectement (c'est-à-dire pour soutenir les tissus et les organes qui risquent d'être endommagés par des affections reliées à la maladie). Les thérapies alternatives peuvent aussi être bénéfiques autant dans la prévention que dans le traitement. Citons comme suppléments utiles l'hormone DHEA et l'aminoguanidine, mais ces traitements ne sont pas encore reconnus par la profession médicale.

LES TROUBLES DE LA VUE – CATARACTE ET DÉGÉNÉRESCENCE MACULAIRE LIÉE À L'ÂGE (DMLA)

La cataracte est une affection où la lentille cornéenne s'opacifie, occasionnant une vision trouble. Elle peut provenir de causes diverses, dont le diabète, mais elle découle plus souvent des changements dans les composantes des protéines de la lentille cornéenne, qui surviennent avec l'âge. Les radicaux libres endommagés et une exposition au soleil tout au long de la vie semblent contribuer au développement de cataractes. Des recherches portent à croire qu'une forte consommation de caroténoïdes peut offrir une certaine protection et il est évidemment préférable de porter un chapeau et des lunettes de soleil pour protéger les yeux. Les thérapies alternatives, surtout la naturopathie, peuvent aussi aider. Aucun des suppléments antivieillissement n'affecte directement les lentilles cornéennes, mais certains sont bénéfiques pour la santé des yeux en général.

La dégénérescence maculaire liée à l'âge concerne une partie de la rétine – la couche qui tapisse l'intérieur de l'œil et qui renferme les cellules photosensibles sur lesquelles se forment les images. La macula lutea, de couleur jaunâtre, est un point de forme ovale sur la rétine où se forme l'image avec précision. Une dégénérescence de cette région est une cause fréquente de cécité partielle, menant souvent à une vision centrale brouillée tandis que la vision périphérique demeure intacte. Les causes ne sont pas précises, mais on croit que les radicaux libres endommagés et la lumière du soleil sont impliqués, et que les fumeurs sont aussi plus à risque. Les personnes aux yeux bruns sont moins touchées. Comme pour les cataractes, une alimentation riche en caroténoïdes et en isoflavones est recommandée ; des suppléments de sélénium et de zinc peuvent aussi aider. Les remèdes naturels et à base de plantes médicinales peuvent aussi habituellement aider au maintien de la santé des yeux.

L'OSTÉOARTHRITE

L'ostéoarthrite est la forme d'arthrite la plus commune chez les gens d'âge moyen et chez les personnes âgées, et il semblerait que la plupart des personnes de plus de cinquante ans montrent quelques signes de cette affection. L'ostéoarthrite est une dégénérescence du cartilage des articulations accompagnée de modifications dans les os. Elle implique habituellement une perte de cartilage et le développement d'ostéophytes (prolifération osseuse anormale au voisinage des articulations). Le fonctionnement des articulations (plus fréquemment les pouces, la colonne vertébrale, les genoux et les hanches) est restreint et les articulations deviennent enflées et douloureuses. Les premiers symptômes sont la rigidité au lever le matin ou après une sieste. Le traitement traditionnel consiste en des anti-inflammatoires et des analgésiques et, dans les cas graves, en une chirurgie de remplacement qui présente habituellement des taux de réussite élevés, mais qui doit parfois être recommencée plus tard.

Il existe plusieurs façons de tenter de prévenir l'ostéoarthrite. Il est important de maintenir un poids santé, car tout excès de poids exercera forcément une tension constante sur les articulations. Il est également vital de demeurer actif et de faire régulièrement de l'exercice, de préférence varié, afin que les articulations bougent de différentes façons. Une fois de plus, l'alimentation revêt une importance capitale dans la lutte contre l'ostéoarthrite et il est sage de consommer régulièrement des poissons gras ainsi que beaucoup de fruits et de légumes riches en antioxydants. Les suppléments antivieillissement utiles sont la glucosamine et la chondroïtine, et beaucoup de personnes qui souffrent d'arthrite en prennent pour leurs effets bénéfiques. Des suppléments comme le SAMe, la prégnènolone et la DHEA font l'objet de controverses. Il existe beaucoup de thérapies complémentaires qui peuvent être utiles, dont la naturopathie et l'hydrothérapie, la phytothérapie (capsaicine, griffe du diable, aloès, chrysanthème matricaire, menyanthes trifoliata, racine de gingembre et autres), l'homéopathie (arinca et rhus tox), le massage, l'ostéopathie, la chiropraxie et l'acupuncture. Le recours à quelques-unes de ces thérapies devrait apporter un soulagement, mais quiconque souffre d'arthrite devrait consulter un médecin.

L'OSTÉOPOROSE

L'ostéoporose consiste en une perte de tissus osseux de sorte que les os deviennent minces, friables et sujets aux fractures. Il s'ensuit une perte de calcium et des autres minéraux ainsi que des composants de protéines et de collagène qui forment la trame osseuse. Cette affection est fréquente chez les femmes postménopausées et est reliée à la diminution des œstrogènes, une hormone qui protégeait les os avant la ménopause. Une utilisation à long terme de stéroïdes peut aussi être la cause de cette affection qui peut également toucher les hommes. Ces derniers sont cependant moins à risque parce que leur densité osseuse est plus élevée et leur squelette, plus robuste.

Chez les jeunes et avant l'âge de trente ans, les os emmagasinent du calcium, qui est ensuite utilisé pour l'entretien et la réparation. Au-delà de cet âge, les réserves s'amenuisent progressivement parce qu'elles sont utilisées plus rapidement qu'elles ne se forment. Il est donc extrêmement important de consommer beaucoup d'aliments riches en calcium lorsqu'on est jeune pour assurer que les os emmagasinent suffisamment de ce minéral essentiel afin de faire face à son déclin naturel.

Le processus de changement dans la densité osseuse commence très tôt par la perte graduelle de calcium. Cela n'a cependant rien à voir avec l'ostéoporose, parce que les os sont encore forts. L'ostéoporose constitue un état beaucoup plus avancé de perte de plusieurs composantes osseuses. Chez les femmes, la ménopause est un facteur important, car la baisse du taux d'œstrogènes accélère la perte de calcium et que leurs os sont naturellement plus légers et moins denses que ceux des hommes. Les causes d'ostéoporose chez les hommes sont moins évidentes, mais les symptômes sont semblables chez les personnes âgées des deux sexes. Il s'agit de douleurs, surtout dans le dos avec la possibilité d'une déviation de la colonne vertébrale, d'une perte de poids et de fractures à la suite d'accidents relativement mineurs. Bien souvent, le premier diagnostic d'ostéoporose est posé lorsqu'une personne âgée est admise à l'hôpital pour une fracture – souvent de la hanche, du poignet ou de la colonne vertébrale. Pour diagnostiquer cet état, il existe des tests permettant d'évaluer l'état des os et la présence ou non d'ostéoporose.

En médecine traditionnelle, l'hormonothérapie (HTR) pendant et après la ménopause est reconnue pour protéger efficacement les femmes en réduisant les risques d'ostéoporose. Bien entendu, ce traitement hormonal peut aussi aider à soulager les symptômes de la ménopause. Il existe un nouveau groupe de médicaments, qui ne sont pas des hormones, soit les MSRE (modulateurs sélectifs de récepteurs estrogéniques), qui équilibrent les variations du taux d'œstrogènes pendant la ménopause. Elles seront de plus en plus utilisées et elles protègent les os sans avoir les effets secondaires de l'HTR.

Pour les personnes qui ne désirent pas prendre des hormones synthétiques, il existe des remèdes à base de plantes médicinales, les phytoestrogènes, et d'autres appelés progestérones naturelles, qui possèdent une activité hormonale. Ces remèdes comprennent l'actée à grappes noires, l'hélonias, la réglisse, le fenouil, le ginseng et le dong quai. Il est cependant essentiel d'utiliser ces produits sous surveillance, car, contrairement à la croyance populaire, ce sont des substances puissantes qui peuvent produire des effets secondaires non désirés. Elles sont habituellement utilisées pour combattre les symptômes de la ménopause, mais peuvent aussi protéger les os.

Deux facteurs majeurs dans le mode de vie sont également importants dans la prévention et le traitement de l'ostéoporose : l'alimentation et l'exercice. L'alimentation ne devrait pas seulement contenir des aliments riches en calcium tels que des produits laitiers à faible teneur en gras, mais aussi beaucoup de fruits, de légumes, de noix et de petits fruits qui sont d'abondantes sources d'antioxydants et de flavonoïdes. Les phytœstrogènes peuvent provenir d'aliments, surtout du soya, des pois chiches ainsi que d'autres légumineuses et des noix. (Les sources alimentaires n'entraînent aucun effet secondaire.) L'utilisation de calcium par l'organisme est capitale dans l'ostéoporose ; d'autres vitamines et minéraux sont aussi importants. Il s'agit des vitamines D, B6, B12, K, de l'acide folique, du magnésium, du zinc, du bore et du strontium. L'alimentation devrait comprendre des aliments qui les contiennent tous, mais les femmes d'âge moyen doivent prendre des suppléments de calcium et de magnésium (chacun sous forme de citrate) pour s'assurer d'avoir suffisamment de réserves.

L'importance de faire de l'exercice tout au long de la vie s'explique entre autres parce qu'il préserve la force des os. La marche rapide, la danse, le saut à la corde, les sauts et le lever de poids pompent le calcium dans les os et l'y stabilisent! Peut-être n'avez-vous ni le temps ni l'argent pour fréquenter régulièrement un centre de conditionnement physique spécialisé dans les poids et haltères, mais vous pouvez improviser des exercices à la maison en consultant des ouvrages sur le sujet et en utilisant des objets d'usage courant, comme des sacs de sucre ou de farine, etc. Il a été prouvé que les gens qui font de tels exercices de façon régulière avaient des os plus solides que ceux qui n'en faisaient pas. Cependant, toute personne souffrant d'ostéoporose ou qui a un certain âge ne devrait pas faire de l'exercice sans avis médical et devrait faire attention aux chutes et aux accidents. Le yoga, le tai-chi ch'uan et d'autres formes d'exercices orientales conviennent aussi à la prévention et au traitement de l'ostéoporose.

Le traitement médical de l'ostéoporose implique parfois l'utilisation de médicaments appelés biphosphonates (BP) qui agissent directement sur les os pour augmenter leur force. Ils sont prescrits surtout aux gens qui sont considérés à risque en cas de fractures et beaucoup de personnes âgées atteintes d'ostéoporose reçoivent maintenant cette médication. Parmi les suppléments antivieillissement, le SAMe et l'aminoguanidine se sont montrés utiles dans quelques cas d'ostéoporose, tout comme plusieurs thérapies complémentaires, par ailleurs.

L'HYPERPLASIE – L'HYPERTROPHIE BÉNIGNE DE LA PROSTATE (HPB)

La prostate est une petite glande du système reproducteur masculin située sous la partie initiale de l'urètre et en dessous de la vessie. Elle apporte un liquide alcalin dans le sperme qui aide au mouvement du sperme. L'hyperplasie est une hypertrophie de la prostate qui survient souvent chez les hommes âgés. Le fonctionnement de cette glande est régi par des facteurs hormonaux complexes et il arrive qu'un déséquilibre puisse être à la source d'une HPB, ce qui est problématique parce que cette glande est à proximité de la vessie. Cette affection occasionne une pression sur le col de la vessie, obstruant le passage de l'urine. La vessie prend donc de l'expansion et la personne ressent de fréquents besoins d'uriner, surtout la nuit, pour n'émettre souvent qu'un faible jet ou quelques gouttes, le tout accompagné d'inconfort et de douleur. Les troubles de sommeil constants sont l'un des facteurs les plus épuisants de cette affection.

Comme la vessie n'est pas vidée correctement, il y a un risque accru d'infection qui peut, dans les cas graves, se propager aux voies urinaires supérieures et aux reins. Un homme ayant les symptômes de la HBP devrait toujours passer des examens médicaux pour prévenir une cause moins fréquente de ces symptômes : le cancer de la prostate. Lorsque la HBP est diagnostiquée, il est habituel, en médecine traditionnelle, de prescrire en premier lieu un traitement à base de médicaments, surtout si les symptômes ne sont pas trop prononcés. Les médicaments peuvent détendre les muscles de la prostate, relâchant ainsi la pression sur la vessie, ou réduire la taille de la glande. Dans les cas graves de HBP, l'ablation de la glande par chirurgie (prostatectomie) peut être nécessaire. Cette intervention chirurgicale se fait habituellement avec succès, mais il peut survenir quelques problèmes subséquents reliés à la performance sexuelle.

La naturopathie et la phytothérapie offrent toutes deux des solutions de rechange tant pour la prévention que pour le traitement des troubles reliés à la prostate. Les naturopathes soupçonnent que l'incidence de plus en plus fréquente de HBP puisse être reliée à des taux élevés de polluants tels que les métaux lourds et les résidus de pesticides présents dans l'environnement. Ces polluants peuvent être décelés dans les tissus des Occidentaux et plusieurs d'entre eux se retrouvent dans les aliments. Une alimentation à base d'aliments complets (éloignée le plus possible de sources organiques) qui est riche en fibres, en vitamines, en minéraux, en flavonoïdes et en caroténoïdes aide au processus naturel de désintoxication de l'organisme et abaisse le taux de cholestérolémie. (Il semble que l'accumulation de cholestérol et de ses produits métaboliques dans la glande soit un des facteur du développement de la HBP.) Les poissons gras et les légumes devraient faire partie de l'alimentation. Les suppléments de vitamines et de minéraux comme la vitamine B6 et le zinc, les huiles d'onagre, de tournesol, de lin, de noix et de soja peuvent améliorer les symptômes chez certains patients.

Le remède à base de plantes médicinales le plus important est incontestablement un extrait dérivé de petits fruits du genre palmier nain et chou palmiste. On a démontré que cet extrait bloquait l'action d'une enzyme qui convertissait la testostérone en une forme différente, la dihydrotestostérone (DHT). En effet, la DHT stimule la croissance et le grossissement des cellules prostatiques et, par son action, le chou palmiste ralentissait ce processus.

Plusieurs études ont démontré que cet extrait pouvait améliorer de façon importante les symptômes chez quelques patients, avec peu ou pas d'effets secondaires, par comparaison avec les remèdes traditionnels. Le seul effet secondaire qui ait été (rarement) rapporté est un léger problème digestif ; en outre, c'est chez les hommes présentant des symptômes peu graves que cet extrait donne les meilleurs résultats. Les spécialistes en antivieillissement peuvent recommander aux hommes âgés de prendre du chou palmiste comme prévention contre les problèmes de prostate, mais la médecine traditionnelle demeure sceptique quant à son utilisation. Les herboristes peuvent aussi recommander d'autres remèdes pour les problèmes de prostate, entre autres le ginseng, la racine d'ortie, le prunier d'Afrique, le chiendent, la prêle et l'herbe d'étoile. La plupart de ces plantes sont reconnues pour leurs propriétés diurétiques et agissent pour soutenir le fonctionnement de la vessie.

Il existe d'autres thérapies complémentaires, comme l'hydrothérapie (surtout les bains de siège et les douches chaudes et froides), l'homéopathie (pulsatilla, apis mel, belladona) et l'acupuncture.

Glossaire

Ce glossaire contient des termes choisis qui vous fourniront une référence rapide aux termes médicaux et techniques de cet ouvrage.

A

Acides aminés produits finaux de la digestion des aliments protéinés ; éléments structuraux de base à partir desquels toutes les protéines de l'organisme sont construites. Ils renferment une fonction acide carboxylique (-COOH) et une fonction amine carboxylique (-NH2) qui sont toutes deux reliées au même atome de carbone central. Certains peuvent être synthétisés par l'organisme humain tandis que d'autres, les acides aminés essentiels, doivent provenir d'une source protéinée alimentaire.

Acides gras un des groupes de composés organiques dont chacun consiste en une longue chaîne droite d'hydrocarbones et une fonction terminale acide carboxylique (COOH). La longueur de la chaîne varie de 1 à près de 30 atomes de carbone, et elle peut être saturée ou non. Quelques acides gras peuvent être synthétisés naturellement par le corps humain, mais d'autres, les acides gras essentiels, doivent provenir de sources alimentaires. Les acides gras jouent trois rôles importants dans l'organisme :

1 Ce sont les composantes des glucolipides (lipides contenant des glucides) et des phospholipides (lipides contenant du phosphate). Ils sont d'une importance capitale dans la structure des tissus et des organes.

2 Les acides gras sont d'importants constituants des triglycérides (lipides qui possèdent trois molécules d'acide gras reliées à une molécule de glycérol). Ils sont emmagasinés dans le cytoplasme de nombreuses cellules et sont décomposés, lorsque c'est nécessaire, pour fournir de l'énergie. Ils constituent la forme sous laquelle l'organisme emmagasine les gras.

3 Ces dérivés d'acides gras fonctionnant comme hormones et messagers intracellulaires.

ADN (acide désoxyribonucléique) un acide nucléique, le constituant fondamental des chromosomes. Il transmet des informations génétiques des parents à leur progéniture sous forme de gènes. Il s'agit d'une très grosse molécule comprenant deux chaînes de nucléotides en spirale qui peuvent emmagasiner d'énormes quantités d'informations d'une façon stable mais non rigoureuse, c'est-à-dire que les traits et les caractéristiques parentaux sont transmis mais que des changements évolutifs peuvent survenir.

Agent oxydant toute substance qui gagnera des électrons pendant une réaction chimique. Les agents oxydants provoqueront volontiers l'oxydation d'autres atomes, molécules ou composés, selon la force de l'agent oxydant et la réactivité de l'autre substance.

Alcaloïdes composés organiques qui donnent des propriétés médicales à beaucoup de médicaments. Les alcaloïdes se trouvent principalement dans les plantes à fleurs et plusieurs sont dérivés de la pyridine, de la quinoline et des composés apparentés. Ils comprennent beaucoup de médicaments importants tels que la morphine, la quinine, la caféine et la cocaïne.

Antibiotique substance dérivée d'un microorganisme qui tue ou inhibe la multiplication d'autres microorganismes, habituellement des bactéries ou des champignons. La pénicilline et la streptomycine en sont des exemples bien connus.

Anticorps substances protéinées du type globuline qui sont produites par le tissu lymphoïde et qui circulent dans le sang. Ils réagissent avec leurs antigènes correspondants et les neutralisent. Les anticorps sont produits en fonction d'une grande variété d'antigènes. Ces réactions sont responsables de l'immunité et des allergies.

Antioxydant dans les molécules et les cellules, les antioxydants désactivent les radicaux libres qui sont les produits dérivés naturels de nombreux processus cellulaires. Les radicaux libres sont aussi créés par l'exposition à divers agents environnementaux tels que la fumée de tabac et les radiations. Ils peuvent endommager les composantes cellulaires qui, avec le temps, risquent d'entraîner des maladies comme le cancer. Les antioxydants neutralisent les radicaux libres avant que les dommages surviennent.

Arthrite inflammation des articulations ou de la colonne vertébrale, dont les symptômes sont la douleur et la tuméfaction, la restriction des mouvements, la rougeur et la rigidité de la peau. Il existe plusieurs sortes d'arthrite dont l'ostéoarthrite, l'arthrite rhumatoïde, la tuberculose et la fièvre rhumatismale.

Arthrite rhumatoïde seconde affection la plus fréquente des articulations après l'ostéoarthrite, qui touche habituellement les pieds, les chevilles, les doigts et les poignets. Cette affection est diagnostiquée par des radiographies qui montrent un schéma typique de changements autour des jointures enflammées, connus sous le nom d'érosions rhumatoïdes. Au début, on remarque le gonflement de la jointure et l'inflammation de la membrane synoviale (le sac membraneux qui entoure l'articulation), suivi de l'érosion et la perte de cartilage et d'os. De plus, un test sanguin révèle la présence de sérum rhumatoïde, un facteur d'anticorps, qui est une caractéristique de cette affection. L'état du patient varie énormément selon la gravité, mais au stade le plus avancé, elle peut être progressive et grandement invalidante. Chez d'autres, une longue période de rémission peut suivre une phase active initiale.

Nombre de médicaments différents sont utilisés pour soigner cette maladie, dont des analgésiques et des anti-inflammatoires.

Athérome affection dégénérative des artères. Les couches internes et moyennes des parois artérielles deviennent cicatrisées, et des dépôts de gras (cholestérol) s'accumulent à ces endroits. La circulation sanguine est entravée, pouvant causer des troubles tels qu'une angine de poitrine, une attaque d'apoplexie et une crise cardiaque. Cette condition est associée au mode de vie occidental, c'est-à-dire le manque d'exercice, le tabagisme, l'obésité et une trop forte consommation de gras animal.

Athérosclérose semblable à l'athérome ; maladie dégénérative des artères associée à des dépôts de gras sur les parois internes, entraînant un ralentissement de la circulation sanguine.

ATP abréviation pour adénosine triphosphate, une molécule importante qui est utilisée comme énergie pour faire fonctionner tous les processus cellulaires. L'ATP peut être synthétisée pendant la glucolyse ou décomposée pour former l'ADP (adénosine diphosphate). Cette libération d'énergie sera utilisée pour faire fonctionner les processus du métabolisme, tels que le transport actif à travers les membranes cellulaires ou la contraction des cellules musculaires.

B

Bactéries organismes unicellulaires sur lesquels reposent tous les processus soutenant la vie. Elles sont identifiées d'après leur forme : spirale (spirilli), bâtonnet (bacilli), sphère (cocci), virgule (vibrion) et tire-bouchon (spirochætal). Les bactéries sont les agents clés des cycles chimiques du carbone, de l'oxygène, de l'azote et du soufre.

C

Cartilage type de tissu conjonctif ferme qui est malléable et qui forme une partie du squelette. Il existe trois formes de cartilage : le cartilage hyalin, le cartilage fibreux et le cartilage élastique. Le cartilage hyalin se trouve dans les articulations des os mobiles, dans la trachée, le nez et les bronches et sous forme de cartilage costal qui joint les côtes à la lame du sternum. Le cartilage fibreux, qui se compose de cartilage et de tissus conjonctifs, se trouve dans les disques intervertébraux de la colonne vertébrale et dans les tendons. Le cartilage élastique se trouve dans la partie externe de l'oreille (pinna).

Cellules B lymphocytes qui se différencient dans la moelle osseuse pour former une partie du système immunitaire des êtres humains. Les cellules B s'activent lorsqu'elles rencontrent un antigène spécifique, menant à la prolifération et à la sécrétion d'anticorps par les cellules B actives. Après une première confrontation avec les antigènes, certaines cellules B demeurent en place en tant que cellules de mémoire. Ces cellules seront capables de reconnaître le même antigène lors d'une rencontre subséquente et seront en mesure de fournir une réponse secondaire plus rapide et plus précise (c'est le principe de la vaccination).

Cellules T type de globules blancs (lymphocytes) qui se différencient dans une glande appelée thymus, située à la partie inférieure du cou dans le thorax. Il existe toute une variété de cellules T qui sont impliquées dans la reconnaissance d'un corps étranger spécifique (antigène), et elles sont particulièrement importantes pour combattre les infections virales et détruire les bactéries.

Cétogénèse production normale de cétones dans l'organisme grâce au métabolisme des gras.

Cétone un des nombreux composés (p. ex. l'acide acétylacétique) produit par le foie en réponse aux dépôts du métabolisme des gras. Ces composés fournissent normalement de l'énergie, par la cétogénèse, aux tissus prériphériques de l'organisme. Dans des conditions anormales, lorsque les réserves de glucides sont faibles, la cétogénèse produit un excès de cétones dans le sang (cétose), qui peut ensuite apparaître dans l'urine (cétonurie).

Cétonurie présence de cétones dans l'urine qui résulte d'un manque de glucides ou d'un diabète sucré, entraînant une cétogénèse ou cétose.

Cholestérol molécule de gras insoluble qui se trouve en grande quantité dans l'organisme et qui est synthétisée dans le foie à partir des acides gras saturés. Le cholestérol est une substance importante du corps humain. C'est une composante des membranes cellulaires et un précurseur dans la production de stéroïdes (hormones sexuelles) et des sels biliaires. Un taux élevé de cholestérol est associé à l'athérome, qui peut entraîner de l'hyperpression et les thromboses coronariennes qu'on observe dans les cas de diabète sucré. On recommande généralement de diminuer la consommation de gras saturés et de les remplacer par des gras non saturés qui se trouvent dans les huiles végétales.

Chromosomes structures en forme de bâtonnets, présentes dans le noyau de chaque cellule, qui renferment les informations génétiques ou gènes. Chaque cellule du corps humain (sauf celles du sperme et des ovaires) contient 23 paires de chromosomes, la moitié provenant de la mère et l'autre moitié, du père. Chaque chromosome est formé d'un double filament en spirale (double hélice) d'ADN; les gènes transportent l'information génétique sous forme linéaire le long de la double hélice. Les gènes déterminent toutes les caractéristiques de chaque individu. Vingt-deux paires de chromosomes sont les mêmes chez les hommes et les femmes. La 23e paire détermine le sexe. Chez les hommes, cette paire contient un chromosome X et un chromosome Y, tandis que chez les femmes, elle contient deux chromosomes X.

Code génétique information particulière, transportée par les molécules d'ADN, qui contrôle les acides aminés et leur position dans chaque protéine et, de ce fait, chaque protéine se synthétise à l'intérieur d'une cellule. Puisqu'il n'y a que quatre nucléotides, une unité de trois bases devient la plus petite unité pouvant produire des codes pour tous les vingt acides aminés. Le transfert d'information d'un gène à une protéine est fondé sur des nucléotides consécutives appelées codons. Une modification du code génétique entraîne une mauvaise insertion d'un acide aminé dans la protéine, ce qui produit une mutation.

D

Diabète sucré (mellitus) trouble métabolique complexe qui implique les glucides, les gras et les protéines. Dans ce cas, le pancréas ne produit pas suffisamment d'insuline de sorte que les sucres ne sont pas décomposés pour libérer de l'énergie. Il s'ensuit une accumulation de sucre dans le sang et l'urine. Les gras sont, de ce fait, utilisés comme une source d'énergie de remplacement. Les symptômes comprennent la soif, la polyurie et une perte de poids, et la consommation de gras peut entraîner une cétose et une cétosurie. Dans les cas graves, les convulsions surviennent et sont suivies d'un coma diabétique.

Les traitements comportent un contrôle alimentaire avec des injections d'insuline ou des doses de médicaments. Les effets à long terme de cette affection comprennent l'épaississement des artères et, dans certains cas, les yeux, les reins, le système nerveux, la peau et la circulation peuvent être atteints.

Diphtérie maladie infectieuse causée par une bactérie, la Corynebacterium diphtheriæ, fréquente surtout chez les enfants. L'infection entraîne la formation d'une membrane dans la gorge, qui peut nuire à la respiration et à l'alimentation. La toxine produite par la bactérie endommage le tissu cardiaque et le système nerveux central. Cette maladie peut être mortelle si elle n'est pas soignée. Le traitement consiste en l'injection d'une antitoxine de la pénicilline ou de l'érythromycine, pour tuer la bactérie. Il est possible d'éviter la diphtérie par la vaccination.

Diverticule en général, poche qui prolonge une cavité principale. Surtout dans les intestins, une protubérance semblable à un sac se développe à travers la paroi, souvent plus tard dans la vie, et on croit que ce phénomène est relié à des facteurs alimentaires. La formation de diverticules s'appelle diverticulose et leur inflammation, diverticulite.

Diverticulose affection où une diverticule (voir ce mot) du gros intestin se produit en commençant par le côlon inférieur. Elle provient des muscles du transit intestinal qui poussent les selles à travers les points faibles de la paroi intestinale. On pense que cette affection peut être reliée à l'alimentation. Les symptômes ne sont pas toujours évidents.

E

Électron particule invisible qui est chargée négativement et libre de tourner autour des noyaux chargés positivement de chaque atome. Dans le modèle traditionnel, les électrons se déplacent en formes concentriques. Le concept le plus récent cependant, qui se base sur la mécanique quantique, considère que les électrons se déplacent autour du noyau sous forme de nuages de formes différentes comme un haltère (deux électrons en mouvement) ou un trèfle (quatre électrons en mouvement). La forme et la densité de la coquille électronique la plus extérieure aidera à déterminer les réactions possibles entre des atomes particuliers et des molécules, p. ex. si un atome acquerra ou perdra facilement un ou des électrons pour former un ion.

Enzyme molécule de protéine qui agit comme catalyseur dans les processus biochimiques du corps humain. Les enzymes sont essentielles à la vie et sont très particulières, agissant sur certains substrats à une température et un pH précis (p. ex. les enzymes digestives amylase, lipase et trypsine). Les enzymes agissent en fournissant des sites actifs (un ou plusieurs pour chaque enzyme) auxquels se fixent les substrats moléculaires, formant un intermédiaire de courte durée. La vitesse de la réaction est augmentée et, une fois le produit formé, le site actif est libéré. Les enzymes sont facilement rendues inactives par la chaleur et certains produits chimiques. Les enzymes sont vitales pour le fonctionnement normal de l'organisme, et leur manque ou leur inactivité peuvent entraîner des troubles du métabolisme.

Érythroblaste cellule de la moelle osseuse rouge qui se développe dans les globules rouges (érythrocytes). Au début, la cellule n'est pas colorée, mais elle devient rouge avec l'accumulation d'hémoglobine. Chez les mammifères, le noyau est éliminé.

F

Fièvre scarlatine maladie infectieuse, principalement chez les enfants, causée par la bactérie Streptococcus. Les symptômes font leur apparition après quelques jours et comprennent un état maladif, un mal de gorge, de la fièvre et des éruptions cutanées rouges qui peuvent se propager. Les antibiotiques sont efficaces et peuvent prévenir des complications, p. ex. l'inflammation des reins.

Foie organe très important du corps humain qui assure plusieurs fonctions critiques dans la régulation des processus métaboliques. Il s'agit de la glande la plus grosse du corps humain, qui occupe la partie supérieure droite de la cavité abdominale et se compose de quatre lobes. Le foie est fixé à la paroi abdominale par des ligaments ; il se situe au-dessous du diaphragme et repose sur le rein droit, le gros intestin, le duodénum et l'estomac.

Deux vaisseaux sanguins alimentent le foie : l'artère hépatique, qui libère le sang oxygéné, et la veine porte hépatique, qui véhicule les aliments digérés par l'estomac. Parmi ses fonctions, le foie convertit l'excès de glucose en glycogène pour l'emmagasiner comme réserve alimentaire ; les quantités excessives d'acides aminés sont converties en urine qui sera excrétée par les reins ; la bile est produite pour être emmagasinée dans la vésicule biliaire et pour déclencher la lypolyse ; enfin, quelques poisons sont décomposés (processus de désintoxication). Ainsi, la veine porte hépatique a un effet bénéfique, car elle transporte d'abord le sang au foie plutôt que de le faire circuler dans tout l'organisme.

Le foie synthétise aussi les substances de coagulation du sang telles que les fibrogènes et la prothrombine, ainsi qu'un anticoagulant, l'héparine. Il décompose les globules rouges à la fin de leur vie et transforme l'hémoglobine en fer, lequel est emmagasiné ; il synthétise et emmagasine la vitamine A et emmagasine aussi les vitamines B12, D, E et K. Il forme les globules rouges chez l'embryon. Telles sont les activités chimiques et biochimiques du foie qui génèrent une importante quantité d'énergie ; cet organe joue un rôle important dans la régulation de la chaleur de l'organisme.

G

Ganglions lymphatiques petites structures ovales situées à divers endroits dans le système lymphatique. Ils sont regroupés dans diverses zones de l'organisme, dont le cou, l'aine et les aisselles. Leurs principales fonctions sont d'éliminer les particules étrangères et de produire des lymphocytes, qui jouent un rôle important dans la réponse immunitaire.

Gène unité fondamentale du matériel génétique qui se trouve à un endroit spécifique sur un chromosome. Chimiquement complexe, il est responsable de transmettre l'information d'une génération à l'autre. Chaque gène correspond à un trait particulier ou caractéristique. Il existe plus de 100 000 gènes dans l'organisme humain, et leurs dimensions varient selon les caractéristiques, p. ex. le gène qui code l'insuline est formé de 1 700 paires de nucléotides.

Il existe plusieurs types de gènes, qui se distinguent selon leur fonction. Les gènes sont dominants ou récessifs. Une caractéristique dominante est une caractéristique qui survient chaque fois que le gène est présent, tandis que l'effet d'un gène récessif (p. ex. une maladie) nécessite que le gène soit présent sur les deux chromosomes d'une même paire, c'est-à-dire qu'il doit être homozygote.

Glandes endocrines glandes à sécrétion interne qui fabriquent des hormones et les sécrètent directement dans le flux sanguin ou dans la lymphe.

Quelques organes, p. ex. le pancréas, libèrent aussi des sécrétions par un conduit. En plus du pancréas, les principales glandes endocrines sont la glande thyroïde, l'hypophyse, la glande parathyroïde, les ovaires et les testicules. Un déséquilibre dans les sécrétions des glandes endocrines entraîne diverses maladies.

Glucose le sucre le plus abondant synthétisé naturellement. Le glucose se trouve en grandes quantités dans les plantes et les animaux et est une source importante d'énergie primaire, bien qu'il soit habituellement converti en glucides polysaccharides, qui servent de source d'énergie à long terme. Les provisions de polymères des plantes et des animaux sont respectivement l'amidon et le glycogène. D'autres polysaccharides de glucose comprennent la chitine et la cellulose, qui jouent un rôle dans la structure et la force.

Glycogène souvent appelé amidon animal, il s'agit d'un polysaccharide des unités de glucose qui sont synthétisées dans les cellules animales (surtout les muscles et le foie) et agissent comme une réserve d'énergie libérée par hydrolyse.

H

Hormone substance chimique qui est naturellement synthétisée par le corps humain et qui agit comme messager. Une hormone est fabriquée par les cellules ou les glandes dans une région de l'organisme et passe dans le sang. Lorsqu'elle atteint un autre site particulier, son organe cible, une réaction survient et modifie la structure ou le fonctionnement des cellules, en entraînant parfois la libération d'une autre hormone. Les hormones sont sécrétées par les glandes endocrines. Pensons aux hormones sexuelles comme la testostérone, sécrétée par les testicules, et l'œstradiol et la progestérone, sécrétés par les ovaires.

I

Immun(e) être protégé(e) contre une infection par la présence d'anticorps spécifiques à l'organisme concerné.

Immunisation immunité à une maladie par des moyens artificiels. L'injection d'un antisérum fournira une immunité passive temporaire, tandis que l'immunité active sera fournie en rendant l'organisme capable de fabriquer ses propres anticorps. Cela peut se faire par l'utilisation d'antigènes traités (vaccination ou inoculation). Les vaccins sont utilisés pour l'immunisation, et ils peuvent provenir de bactéries vivantes, de virus ou d'organismes morts et de leurs dérivés.

Immunité façon dont le corps humain résiste à l'infection à cause de la présence d'anticorps et de globules blancs. Les anticorps sont produits en réponse à la présence des antigènes d'une maladie. Il existe plusieurs sortes d'immunité : l'immunité active, lorsque l'organisme produit des anticorps et continue de pouvoir le faire pendant la maladie, soit naturellement (immunité acquise), soit par une stimulation délibérée. L'immunité passive est de courte durée et s'obtient par l'injection d'anticorps provenant d'une personne qui est déjà immunisée contre la maladie.

Immunoglobuline groupe de lourdes chaînes moléculaires de protéines qui agissent comme anticorps et sont présentes dans le sérum et les sécrétions. Il existe cinq groupes d'immunoglobuline, chacun ayant des fonctions différentes.

L'immunoglobuline A (Ig A) est la plus fréquente et se trouve dans toutes les sécrétions de l'organisme. C'est l'anticorps principal dans les membranes muqueuses des intestins, des bronches, de la salive et des larmes. Elle défend l'organisme contre les microorganismes en se combinant à une protéine dans la muqueuse.

L'Ig D se trouve dans le sérum en petites quantités, mais elle augmente pendant une réaction allergique.

L'Ig E se trouve principalement dans les poumons, la peau et les cellules des membranes muqueuses ; il s'agit d'un anticorps anaphylactique.

L'Ig G est synthétisée pour combattre les bactéries et les virus dans l'organisme.

L'Ig M ou macroglobuline possède un très grand poids moléculaire (environ cinq ou six fois celui des autres) et est la première à être fabriquée par l'organisme lorsque les antigènes surviennent. Il s'agit aussi du principal anticorps dans les incompatibilités de groupes sanguins.

Immunologie étude de l'immunité, du système immunitaire du corps humain ainsi que de tous les aspects de ses mécanismes de défense.

Immuno-suppression utilisation de médicaments (immuno-suppresseurs) qui affectent le système immunitaire du corps humain et abaissent sa résistance aux maladies. Ces médicaments sont utilisés pour maintenir la survie des organes transplantés lors d'une chirurgie et pour traiter les maladies auto-immunes. Cette méthode peut aussi provoquer des effets secondaires, p. ex. après un traitement de chimiothérapie pour un cancer. Dans tous les cas, il y a un risque accru d'infection.

Immunothérapie technique la plus expérimentée sur le développement de l'immunité de l'organisme face à une maladie, par l'administration de médicaments ou par l'augmentation progressive des doses d'un allergène particulier, modifiant de ce fait la réponse immunitaire. C'est dans les cas de cancer qu'on utilise le plus l'immunothérapie, comme traitement auxiliaire à la thérapie médicamenteuse.

L

Leucocyte globule blanc, appelé ainsi parce qu'il ne contient pas d'hémoglobine. Il diffère aussi des globules rouges parce qu'il possède un noyau. Les leucocytes sont fabriqués dans la moelle osseuse, la rate, le thymus et les ganglions lymphatiques. Il existe trois sortes de leucocytes : les granulocytes, comprenant 70 % de tous les globules blancs, les lymphocytes (25 %) et les monocytes (5 %). Les granulocytes aident à combattre une infection bactérienne ou virale et peuvent être impliqués dans les allergies. Les lymphocytes détruisent les corps étrangers, soit directement, soit par la production d'anticorps. Les monocytes ingèrent les bactéries et les corps étrangers par un processus appelé phagocytose (éliminant de l'organisme les microorganismes et les débris cellulaires). Dans les cas de maladie, des formes de leucocytes immatures peuvent apparaître dans le sang, se transformant plus tard en globules blancs et en globules rouges.

Lipides terme désignant les huiles, les cires et les produits dérivés des tissus vivants. Ce sont des esters d'acides gras, qui se divisent en trois groupes : les lipides simples, soit les gras, les huiles et les cires ; les liquides composés, qui comprennent les phospholipides ; et les lipides dérivés, qui comprennent les stéroïdes.

Liquide synovial voir membrane synoviale.

Lymphe liquide incolore et aqueux qui entoure les tissus de l'organisme et circule dans le système lymphatique. Elle est dérivée du sang et est semblable au plasma ; elle comporte 95 % d'eau et contient des protéines, du sucre, des sels et des lymphocytes. La lymphe est véhiculée par l'action musculaire, passant par les ganglions lymphatiques qui agissent comme filtres et retournant finalement dans le sang par le canal thoracique (un des deux principaux vaisseaux du système lymphatique).

Lymphocytes sorte de globules blancs produits dans la moelle osseuse, qui sont aussi présents dans la rate, le thymus et les ganglions lymphatiques et qui forment une composante vitale du système immunitaire. Ils se divisent en deux groupes : les cellules B et les cellules T. Les cellules B produisent les anticorps et cherchent des antigènes particuliers pour s'y fixer. Les cellules T circulent dans le thymus où elles se différencient. Lorsqu'elles rencontrent un antigène, un grand nombre de cellules T sont produites et sécrètent des composés chimiques qui aident les cellules B à détruire les corps étrangers comme les bactéries.

M

Maladie de Basedow-Graves maladie caractérisée par une hyperactivité de la glande thyroïde entraînant l'hypertrophie de la glande et faisant ressortir les yeux. Elle est causée par la production d'anticorps et constitue probablement une réponse auto-immune. Les gens qui en sont affligés montrent un excès de métabolisme (parce que les hormones thyroïdiennes contrôlent le métabolisme de l'organisme), de la nervosité, des tremblements, de l'hyperactivité, des pulsations cardiaques rapides, une intolérance à la chaleur et de la difficulté à respirer. Le traitement peut se faire de trois façons : par des médicaments pour contrôler la production des hormones de la thyroïde, par l'ablation d'une partie de la thyroïde (c'est-à-dire par chirurgie) ou par un traitement à l'iode radioactif.

Membrane muqueuse membrane humide qui tapisse plusieurs conduits et cavités de l'organisme et qui est lubrifiée avec du mucus. La structure d'une membrane muqueuse varie selon l'endroit où elle se situe. Par exemple, certaines tapissent la bouche et les voies respiratoires, urinaires et digestives. Chacune possède un épithélium de revêtement, une couche qui contient diverses cellules et glandes sécrétant du mucus.

Membrane synoviale membrane interne d'une capsule qui emprisonne une articulation bougeant librement. Elle sécrète dans l'articulation un épais liquide lubrifiant (liquide synovial), qui peut s'accumuler après une blessure et causer une douleur.

Ménopause ou climatère période dans la vie d'une femme où les ovaires ne libèrent plus d'ovule chaque mois. Les menstruations cessent et, normalement, la femme ne peut plus avoir d'enfant. La ménopause survient entre 45 et 55 ans. Elle peut se démarquer par une diminution progressive des menstruations ou de leur fréquence, ou encore par leur interruption abrupte. Il se produit un déséquilibre des hormones sexuelles, entraînant plusieurs symptômes physiques comme des palpitations, des bouffées de chaleur, des sueurs, une sécheresse vaginale, une perte de libido et de la dépression. À long terme, on remarque une perte graduelle de la masse osseuse (ostéoporose) chez les femmes postménopausées, qui mène à de plus grands risques de fracture, surtout du fémur. Tous ces symptômes sont soulagés par l'hormonothérapie, comportant la prise d'œstrogènes et de progestérone, dont les bénéfices sont maintenant reconnus.

Métabolisme ensemble de tous les changements physiques et chimiques dans les cellules et les tissus qui maintiennent la vie et assurent la croissance. Les processus de décomposition sont appelés cataboliques (catabolisme) et ceux qui fabriquent les matériaux sont appelés anaboliques (anabolisme). Ces termes peuvent aussi s'appliquer pour décrire une série particulière de changements, p. ex. le métabolisme des protéines. Le métabolisme de base est la quantité minimum d'énergie requise pour maintenir les processus vitaux de l'organisme, p. ex. le rythme cardiaque et la respiration, et sont habituellement assurés par l'intermédiaire de divers processus entrant en action pendant le repos.

Microorganismes ou microbes organismes qui ne peuvent être vus qu'au microscope. Ils comprennent les bactéries, les virus, les protozoaires, certaines algues et certains champignons.

Monocyte type le plus grand de globules blancs (leucocytes) qui se trouvent dans le sang et la lymphe. Il possède un noyau de la forme d'un rein et ingère des corps étrangers comme les bactéries et les particules tissulaires.

Muqueuse autre terme pour membrane muqueuse.

O

Œstradiol hormone sexuelle féminine principale. Elle est produite par les ovaires et est responsable du développement des seins, des caractéristiques sexuelles et des modifications utérines prémenstruelles.

Œstrogènes un des groupes d'hormones stéroïdes sécrétées principalement par les ovaires et, dans des quantités moindres, par le cortex surrénal et le placenta. (Les testicules en produisent aussi de petites quantités.) Les œstrogènes contrôlent les caractéristiques sexuelles féminines secondaires, c'est-à-dire le grossissement des seins, le changement au niveau de la ceinture pelvienne, la croissance des poils pubiens et le dépôt de corps gras. Les taux élevés d'œstrogènes produits à l'ovulation associés à la progestérone régularisent le cycle reproducteur chez la femme.

Les œstrogènes naturellement synthétisés par l'organisme sont l'œstradiol, l'œstriol et l'œstrone. Des variétés synthétiques sont utilisées dans la fabrication des contraceptifs oraux et pour soigner des problèmes gynécologiques.

Ostéoarthrite forme d'arthrite impliquant le cartilage des articulations, accompagnée de modifications dans les os qui leur sont associés. Elle entraîne habituellement une perte de cartilage et le développement d'ostéophytes à la lame des os.

Le fonctionnement de l'articulation (plus souvent des pouces, des genoux et des hanches) est atteint et devient douloureux. Cette affection peut provenir d'une trop grande usure des articulations et affecte les gens qui ont dépassé l'âge mûr. Elle peut aussi compliquer d'autres maladies des articulations. Le traitement implique habituellement l'administration d'analgésiques, éventuellement des médicaments anti-inflammatoires et le recours à une chirurgie corrective ou de remplacement.

Ostéoporose perte de tissu osseux par résorption, rendant les os friables et sujets aux fractures. Elle est fréquente chez les femmes ménopausées et peut aussi résulter d'un traitement aux stéroïdes prolongé.

Oxydation toute réaction chimique ou biochimique caractérisée par un gain d'oxygène ou la perte d'électrons du réactif. L'oxydation survient en l'absence d'oxygène, et une molécule est aussi dite oxydée si elle perd un atome d'hydrogène.

P

Pancréas glande ayant des fonctions endocrines et exocrines. Elle est située entre le duodénum et la rate et mesure environ 15 cm de long. Deux types de cellules produisent des sécrétions. Les acini fabriquent le suc pancréatique qui va à l'intestin par un système de conduits. Ils contiennent un mélange alcalin de sel et d'enzymes, la trypsine et la chymotrypsine pour digérer les protéines, l'amylase pour décomposer l'amidon et la lipase pour aider à digérer les gras. Le second type de cellules se situe dans les îlots de Langerhans. Il produit deux hormones, l'insuline et le glucagon, sécrétées directement dans le sang pour contrôler les taux de sucre (voir aussi diabète sucré, hypoglycémie et hyperglycémie).

pH mesure de concentration des ions d'hydrogène dans une solution aqueuse. L'échelle du pH se situe entre 1 et 14, 1 étant hautement acide, en diminuant d'acidité jusqu'à 7 (neutre) et en augmentant l'alcalinité jusqu'à 14 (fortement alcalin).

Phagocytose voir leucocytes.

Poliomyélite ou paralysie infantile maladie infectieuse causée par un virus qui s'attaque au système nerveux central. Le virus s'attrape par la bouche, passe dans le système digestif et est éliminé dans les selles. La contagion peut aussi se propager par les mains contaminées. La période d'incubation est de 7 à 12 jours et les séquelles sont différentes selon la gravité de l'attaque. Dans certains cas, les symptômes ressemblent à des maux d'estomac ou à l'influenza ; dans d'autres cas, il y a en plus un léger raidissement musculaire. La poliomyélite paralytique est moins fréquente et entraîne la faiblesse et la paralysie des muscles, tandis que les cas les plus graves impliquent aussi la respiration, lorsque le diaphragme et les muscles associés sont atteints (poliomyélite bulbaire).

Polyurie élimination d'une quantité d'urine plus importante que la normale et d'une couleur plus pâle. Elle peut simplement provenir d'une trop grande ingestion de liquides ou être reliée à une affection comme un diabète ou un problème rénal.

Protéine grand groupe de composés organiques contenant du carbone, de l'hydrogène, de l'oxygène, du soufre et de l'azote avec des molécules individuelles construites d'acides aminés dans de longues chaînes polypeptides. Les protéines globulaires comprennent les enzymes, les anticorps, les protéines conductrices (p. ex. l'hémoglobuline et certaines hormones). Les protéines fibreuses sont élastiques et solides et se trouvent dans les muscles, le tissu conjonctif et les chromosomes.

Les protéines sont vitales pour l'organisme et sont synthétisées à partir des acides aminés qui les constituent et qui proviennent de la digestion de protéines alimentaires.

Proton particule qui transporte une charge positive et qui se trouve dans le noyau de chaque atome. Puisqu'un atome est électriquement neutre, le nombre de protons équivaut au nombre d'électrons chargés négativement. Le nombre de protons du noyau d'un atome est identique pour n'importe quel élément.

Psoriasis maladie de la peau chronique dont la cause est inconnue et dont le traitement est palliatif. Les régions affectées sont couvertes de plaques rouges écailleuses, qui démangent, commençant habituellement autour des coudes et des genoux. Le psoriasis est souvent héréditaire et peut être associé à de l'anxiété, qui commence généralement pendant la petite enfance ou à l'adolescence. Les traitements impliquent l'utilisation d'onguents et de crèmes médicamenteux, avec en plus quelques médicaments et de la vitamine A.

R

Radicaux libres (terme chimique général) molécules ou ions possédant des électrons impairs dans leur structure et qui ont comme résultat d'être hautement réactifs.

Rougeole maladie infantile extrêmement contagieuse, causée par un virus et caractérisée par la présence d'éruptions cutanées. Des épidémies de rougeole surviennent tous les deux ou trois ans. Après une période d'incubation de 10 à 15 jours, les premiers symptômes apparaissent : toux, éternuements et forte fièvre. C'est à ce stade que la maladie est la plus contagieuse et qu'elle se propage d'un enfant à un autre par les particules en suspension dans l'air, avant d'avoir pu être diagnostiquée. C'est là le principal facteur responsable de la nature épidémique de cette maladie. De petites marques rouges au centre blanc (appelées taches de Koplik) font leur apparition dans la bouche, à l'intérieur des joues. Une éruption caractéristique se développe ensuite sur la peau, derrière les oreilles, sur le visage et dans d'autres régions du corps aussi. Les petites taches rouges peuvent être regroupées en plaques et, lorsqu'elles se développent, l'enfant a habituellement une forte fièvre. Le taches diminuent et la fièvre baisse progressivement ; aucune marque ne demeure sur la peau, et la plupart des enfants s'en sortent bien. Des complications peuvent cependant survenir, surtout sous la forme de pneumonie et d'infections de l'oreille moyenne pouvant entraîner la surdité. De nos jours, le vaccin contre la rougeole permet de diminuer l'incidence et la gravité de la maladie.

S

Syndrome du côlon irritable affection causée par des contractions musculaires anormales (ou une mobilité accrue) dans le côlon, ayant des effets qui se répercutent dans le gros et le petit intestins. Les symptômes comprennent une douleur abdominale qui se déplace, une défécation perturbée avec des épisodes de diarrhées ou de constipation, une sensation de brûlure due à un renvoi acide dans l'œsophage (pyloris) et une sensation de satiété gastrique excessive entraînée par le vent. La cause spécifique en demeure inconnue et il n'y a aucun signe évident de maladie. Le traitement se limite au soulagement de l'anxiété et du stress (qui peuvent être des facteurs contribuants), à une thérapie par les médicaments pour diminuer l'activité du côlon et à une alimentation particulière qui renferme beaucoup de fibres.

Système lymphatique réseau de vaisseaux, de valves, de ganglions, etc. qui tranporte la lymphe des tissus au sang et qui aide à maintenir l'environnement liquide de l'organisme. La lymphe s'écoule dans les capillaires et les plus gros vaisseaux en passant par les ganglions pour se déverser finalement dans les deux gros vaisseaux (le canal thoracique et la grande veine lymphatique) et retourner dans le sang par les veines innominées.

T

Trypsine enzyme importante impliquée dans la digestion des protéines. Son précurseur inactif, le trypsinogène, est sécrété par le pancréas et converti en trypsine dans le duodénum par l'action d'une autre enzyme appelée entéropeptidase.

Vaccination immunisation contre une maladie par l'inoculation d'un vaccin ou d'une substance préparée spécifiquement qui stimule la production d'anticorps. Au début, elle était utilisée uniquement contre le virus de la vaccine, d'où son nom, et protégeait aussi contre la variole, mais elle est aujourd'hui synonyme d'inoculation dans l'immunisation contre toute maladie.

Variole maladie virale fortement contagieuse qui a été éradiquée. Après environ deux semaines, l'infection se déclare sous la forme d'une forte fièvre, de douleurs à la tête et dans le reste du corps, et de vomissements. Ensuite, des marques rouges apparaissent et se transforment en cloques d'eau, puis en vésicules de pus qui laissent des cicatrices lorsqu'elles sèchent. La personne atteinte demeure contagieuse jusqu'à ce que toutes les croûtes soient tombées. La fièvre revient dans de nombreux cas, accompagnée de délire et, bien qu'on en guérisse généralement, des complications surviennent souvent, p. ex. la pneumonie.

V

Virus le plus petit microbe qui est entièrement un parasite parce qu'il est seulement capable de se reproduire à l'intérieur des cellules hôtes. Les virus infectent les animaux, les plantes et les micro-organismes. On les classe selon leurs acides nucléiques et ils peuvent contenir des hélices d'ADN et d'ARN simples ou doubles.